栄養アセスメントに役立つ

臨床検査値の読み方 考え方 ケーススタディ

第3版

奈良 信雄 著

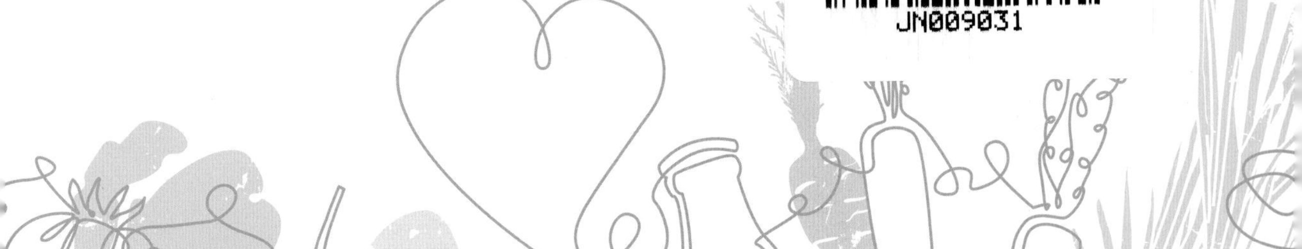

演習問題付き

医歯薬出版株式会社

This book is originally published in Japanese
under the title of :

EIYOASESUMENTO NI YAKUDATSU
RINSYOKENSACHI NO YOMIKATA KANGAEKATA CASE STUDY

(The Interpretation of Laboratory Data : Case Study Training
for Clinical Dietitians)

Author :
NARA, Nobuo
Executive Director, Japan Accreditation Council for Medical Education
Visiting Professor, Juntendo University
Emeritus Professor, Tokyo Medical and Dental University

ISHIYAKU PUBLISHERS, INC.
7-10, Honkomagome 1 chome, Bunkyo-ku,
Tokyo 113-8612, Japan

第３版の序

管理栄養士，栄養士の皆さんにとって重要な役目である「栄養アセスメント」を実践する際に，臨床検査値が適切に解釈されることを目的として，本書の初版は2008年に発刊された．以来，多くの管理栄養士, 栄養士の皆さんにご活用いただき, 少しずつ修正を加えながら増刷を重ねてきた. そして, その後の診療ガイドラインの見直への対応，新しい臨床検査項目の追加，必要性の減少した臨床検査項目の削除などを行いつつ，2014年に当時の最新情報を踏まえて第２版を刊行した．

その後も医学･栄養学･科学の急速な発展を受け，糖尿病，脂質異常症，慢性腎臓病，高血圧症など，治療の上で栄養・食事管理が重要となる疾患について診療ガイドラインの改訂が重ねられた．さらに現在では「チーム医療」を前提とした医師のタスクシェア･シフトの推進が急ピッチで進められており, さまざまな専門性を有する多職種が医療に効果的に機能連携することが重要になってきている．チーム医療を実践する上でも，臨床検査を通じて患者の病態を把握したり，健康診断の結果を適切に解釈できる力が，すべての医療職に求められている．

そこで，今回は本書を全面的に見直し，第３版として発行する運びになった．管理栄養士，栄養士，そして管理栄養士を目指す学生さんが，臨床検査の内容や解釈をより的確に理解していただけるよう，表記を抜本的に見直すことにした．臨床検査項目についても，追加や削除を行い，基準値についても最新のものに改変した．また，実際の栄養食事療法に役立てていただけるよう，症例を見直した．さらに, 第28回～36回管理栄養士国家試験に出題された臨床検査に関する問題を試験科目別に提示し, 新たに解説を加えた．

本書で得られる知識は，管理栄養士，栄養士の業務の質をさらに向上させる上で有意義だと確信する．ぜひ本書を栄養アセスメントの実践にご活用いただき，栄養食事療法に役立てていただきたいと祈念する．

本書の改訂にご尽力いただいた医歯薬出版株式会社編集部に深甚なる謝意を表したい．

令和４年　紅葉の映える候

奈良信雄

初版の序

臨床検査は現代の医療において欠かすことのできない重要なものである．それは，患者のもつ疾病を正しく診断するのに役立つだけでなく，病態を詳細に解析したり，あるいは健康時の体内の状態を把握することもできるからである．つまり，疾患の治療はもちろんのこと，疾病を予防したり，あるいは健康を増進するうえで，臨床検査を活用することが求められている．

管理栄養士・栄養士にとって，臨床検査値を解釈し，臨床検査の結果を栄養管理，栄養療法や食事指導へ応用することが要求されている．それは，上に述べたように，臨床検査は体内で起きているさまざまな状況を判断するのに有用であるからである．とくに種々の職種が参加して医療を実践するチーム医療が基本となっている現代の医療では，管理栄養士・栄養士が臨床検査値を正しく解釈できなければ，積極的に医療チームに参加することができないだろう．

しかし，臨床検査値を正しく解釈し，栄養管理，栄養療法や食事指導に活かすことは容易ではないと思う．では，どうすれば臨床検査値を解釈し，読むことができるのだろうか？　答えは一つしかない．実際の症例に数多く接し，個々の患者での臨床検査値を読むトレーニングを積むことである．それ以外に王道はない．

とは言うものの，外来患者や入院患者，あるいは健診や人間ドックの臨床検査値を読めと言われても取っつきにくいのが実際だと思う．

そこで，本書では，管理栄養士・栄養士の皆さんが臨床検査値を正しく解釈でき，かつ日頃の業務に活用できるように，臨床検査とはどういうものか，実際の疾患にどう使われているか，また代表的な症例での臨床検査値はどうなっているのか，解説することとした．さらに演習問題や管理栄養士国家試験問題も載せ，トレーニングを積みやすい ように工夫した．

もともと本書は，医歯薬出版が刊行している「臨床栄養」の別冊として平成 16 年に出版された「臨床検査値の読み方・考え方 Case Study」が基本となっている．著者の意図 が正しく伝えられたようで，多くの管理栄養士・栄養士の皆さんから好評を博した．そこで，これを全面的に見直し，その後の医学医療の発展を取りいれ，さらに演習問題を増やして新しく単行本として発行することとした．

ぜひ本書をご活用いただき，栄養指導や栄養管理の向上に役立てていただきたい．現場でご活躍の管理栄養士・栄養士の皆さん，さらに管理栄養士・栄養士を目指して勉学に励む学生諸君にも，ご利用いただければと願う．

本書の企画，編集には医歯薬出版編集部のご尽力を賜った．ここに深謝する．

平成 20 年　紅葉の頃

奈良信雄

栄養アセスメントに役立つ

臨床検査値の読み方 考え方 ケーススタディ 第3版

CONTENTS

第1章 臨床検査の意義と内容

第2章 臨床検査値の解釈

第 3 章 臨床検査値を基にした栄養食事指導のポイント

第1章

臨床検査の意義と内容

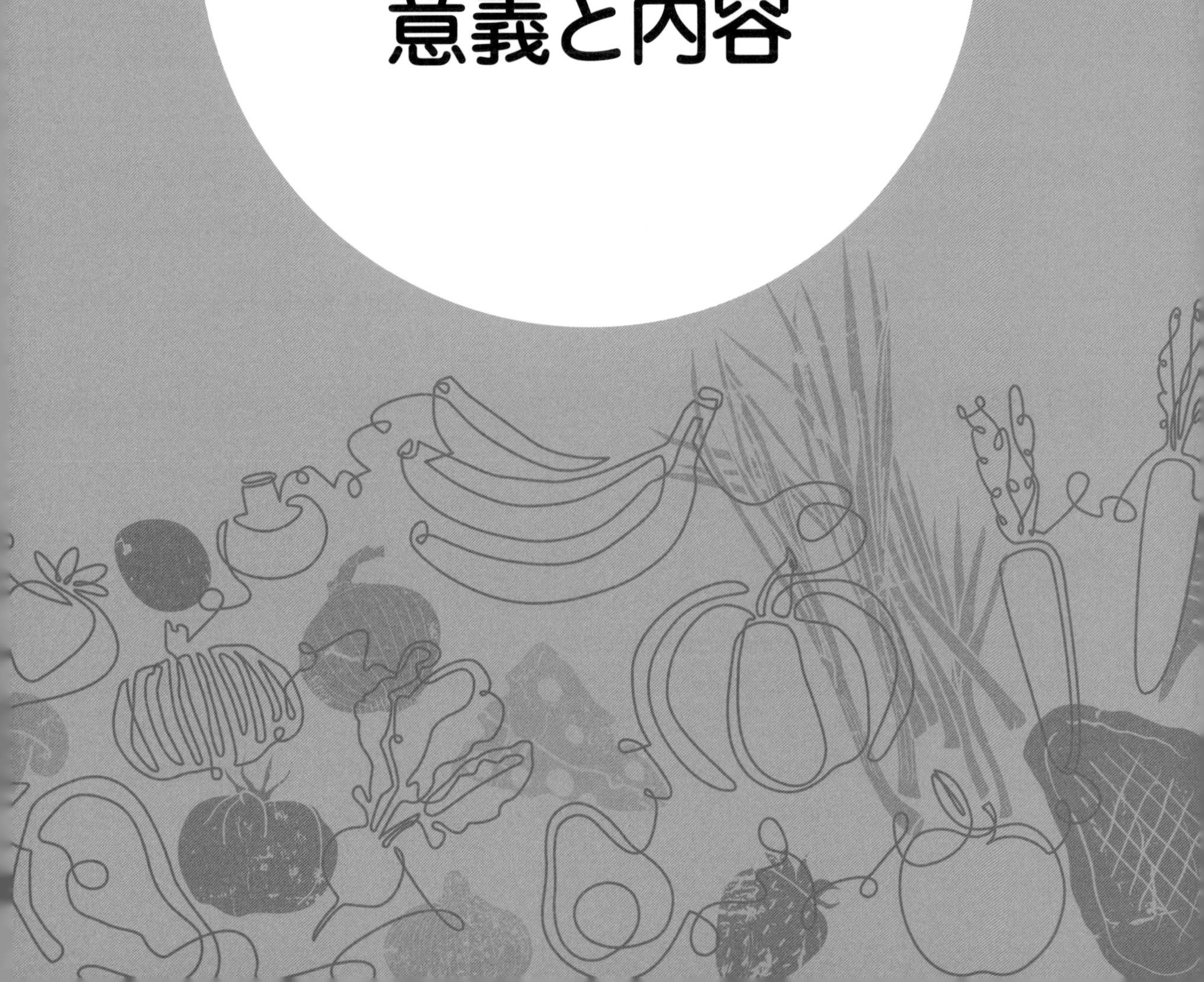

1 臨床検査の目的

疾患に罹患すると，患者には発熱や腹痛などの自覚症状があらわれる．このほか，疾患の発生に伴って，尿や血液の成分などにも変化があらわれたり，胸部X線写真や腹部超音波（エコー）検査でも異常とわかるような所見が出てきたりする．

臨床検査は，糖やたんぱくなど，尿や血液中の成分を解析したり，心電図検査や呼吸機能検査などを通して，病変によって患者の体内に起きている変化を客観的に，しかも正確かつ精密に把握する手段である．このため，医療者が臨床検査のデータを適切に活用すれば，疾患を正確に**診断**することができる．

さらに，単なる病名の診断だけでなく，疾患の重症度や予後の判定をも含めた詳細な診断も可能になる．疾患が発症してから病名を診断するだけではなく，自覚症状がまだ出ていないごく初期の段階にある病変をも捉えることもできる．さらに，臨床検査は生活習慣病などの**予防**にも役立つ．

このように，臨床検査は患者を診察し，治療を行ううえできわめて重要な意義をもつ．もはや臨床検査なくして現代の医療を適切に実施することができないほど重要になっている．

臨床検査の目的には，大きく分けて以下のようなものがある．

1. 疾患の診断

医療を患者に開始する際にもっとも重要になるのは，患者の病態を的確に把握し，疾患を正しく**診断**することである．そして，診断がつけば，診断名に応じた適切な治療が開始される．医療者は，患者に治療を開始した後は，その治療の有効性や副作用の有無などの**治療効果**の判定を含め，その後の経過を観察することになる．

診断の的確性

胸痛を訴える患者に対して診断がどのくらい的確に下せるかについてのアメリカにおける研究によると，自覚症状と診察所見からだけで診断のつく確率は約70%とされる．逆にいえば，30%程度の患者は診断ができないことになる．

診断は，患者の訴える症状（**自覚症状**）と，医師による診察所見（**他覚的所見**）から，ある程度は可能である．しかし，確実に，かつ精密な診断を下すともなると，自覚症状と他覚的所見だけからでは困難である．客観的かつ科学的な情報を提供してくれる臨床検査の結果を併せてこ

■図 1-1　臨床検査の位置づけ

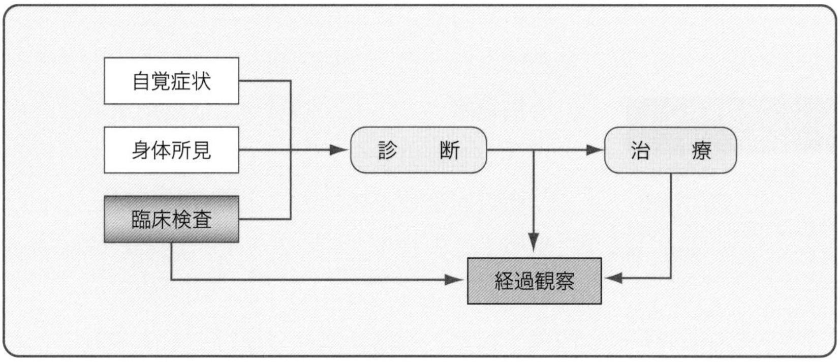

そ，正確な診断を行うことができる．

また，疾患の**重症度**や**合併症**の存在，さらに**予後**を推測するにあたっても，臨床検査は重要な役割を果たす（図 1-1）．

たとえば，心筋梗塞は冠動脈の閉塞が原因で発症する．心筋梗塞そのものは，激烈な前胸部の疼痛発作，ショック状態などの自覚症状と他覚的所見から比較的容易に診断できる．しかし，心筋のどの部位が，どの程度に傷害されているのか，回復の見込みはあるのか，心筋梗塞を起こした原因は何なのか，などの精密な診断をつけるのは，自覚症状と他覚的所見からだけでは困難である．さらに，心筋梗塞を起こす引き金になった動脈硬化の有無などの判断もできない．

そこで，診断に心電図検査，血液生化学検査，心エコー検査，心筋シンチグラム，心血管造影検査などの臨床検査を加えることによって，正確で精密な診断を下すことができる．

心筋梗塞の検査

心筋梗塞の検査では，心エコー検査は心機能の状態，心筋シンチグラム検査では心筋の壊死部位，心血管造影検査では冠動脈病変部位と程度をそれぞれ判定するのに有用である．

2. 早期発見

病気を早期に発見し，発病を未然に防ぐ目的でも，臨床検査は有用である．たとえば，糖尿病では，口渇や多飲などの特徴的な症状が出現するのは，病状がかなり進行してからである．これらの症状は，高血糖状態が続き，尿中に大量の糖が排泄されるようになってから認められる．

しかし，こうした糖尿病の症状が現れてから治療を開始するのではすでに遅く，食事療法や運動療法による十分な治療効果は期待できない．しかし，糖尿病の症状がまだ現れていないうちに食事療法や運動療法を適切に行えば，糖尿病の進行を阻止することが期待できる．

このように発病前に糖尿病を診断するためには，臨床検査が不可欠である．血糖値やヘモグロビン A1c を測定し，高値と判定されれば，たとえその時点では糖尿病が発症していなくても，早期から食事療法や運動療法を行うことで糖尿病への進行を防ぐことができる．

心筋梗塞のリスクファクター

心筋梗塞のリスクファクターとして，脂質異常症，糖尿病，高血圧症，高尿酸血症，肥満，喫煙，運動不足，ストレスなどがあげられる．これらの疾患や病態は食生活，運動，嗜好品などを中心とした生活習慣を改善することによって改善でき，虚血性心疾患への移行を防止できる．

心筋梗塞にしても，脂質異常症，糖尿病，高血圧症，肥満，喫煙，ストレスなどが引き金となって冠動脈硬化を引き起こし，発病する．しかし，脂質異常症そのものによる症状はほとんどなく，患者が自分で疾患に気づくことは少ない．しかし，患者に臨床検査を行えば，脂質異常症は簡単に発見できる．そして，臨床検査のデータに基づいて生活習慣を改善すれば，心筋梗塞への進行を予防することができる．すなわち，脂質異常症を改善すれば，心筋梗塞にまで至る危険性は低くなる．

このように，心筋梗塞のような致命的な重症疾患ですら，臨床検査を行って適切な対策を講ずれば発病を未然に防ぐことができる．

3. 経過のモニター

疾患に対して治療を開始した後，**治療効果**を判定したり，**副作用や有害事象をモニター**したりするうえでも臨床検査の意義は大きい．患者の自覚症状や他覚的所見の変化だけからでも経過を観察することはできるが，これらは客観的で正確な指標とはならない．これに比べて臨床検査値は数値データなどによって患者の病態を客観的に表現するので，経過を判断するうえでも極めて有用な指標となる．

臨床検査の意義が高い疾患

糖尿病，脂質異常症，高尿酸血症，慢性肝疾患，慢性腎臓病など，栄養食事療法が重要な疾患では，臨床検査値が明確な指針となり，臨床検査の意義がとくに高い．

たとえば，**急性肝炎**では，発病初期には肝細胞傷害を示すAST（旧称：GOT）が高値になるが，治療によって肝細胞が回復すればASTの値も着実に改善がみられる．**痛風**では尿酸値が高くなるが，食事療法や薬物療法などによって改善すれば尿酸値は低くなる．自覚症状のない**高LDLコレステロール血症**においても，定期的に臨床検査を行えば，血清LDLコレステロール値がうまくコントロールできているかどうかを明確に判定できる．このように，臨床検査は治療効果を評価するのにすぐれたモニターであるといえる．

また，**薬物療法**では，肝臓や腎臓などに傷害を与え，副作用が出ることも少なくない．著明な白血球減少を起こして重篤な感染症を引き起こすことすらある．血液検査などの臨床検査を行えばこうした副作用の発現も早期に発見でき，薬物の中止や変更などの適切な対処が可能になる．このように安全な医療を行ううえでも，臨床検査は重要である．

2 臨床検査の内容

一般に医療機関で行われる臨床検査は，大きく以下の３種類に分けることができる（表 1-1）.

■表 1-1　おもな臨床検査

検体検査	一般検査：尿・便・髄液検査など
	血液検査：血球検査，血栓・止血検査など
	血液生化学検査：たんぱく・糖・脂質・酵素・ホルモン検査など
	免疫・血清検査：抗原抗体反応など
	病原微生物検査：細菌・真菌検査など
	染色体・遺伝子検査：染色体解析，遺伝子解析
生理機能検査	心電図・呼吸機能・脳波・筋電図検査など
画像検査	X 線検査，エコー検査，CT・MRI 検査，内視鏡検査など

1. 検体検査

尿・便・血液・胃液・髄液など，人間の体内にもともと存在したり，自然に排泄されたりするもの，あるいは，喀痰・膿・腹水・胸水など疾病に罹患したために体内に異常に貯留してくるものを対象（検査の対象となるので**検体**という）として，形態学的観察，生化学的反応，抗原抗体反応などを応用して検査したり，培養して微生物の検査を行ったりするものをいう.

臨床検査の分野は，一般検査，血液検査，血液生化学検査（臨床化学検査），免疫・血清検査，細菌検査（病原微生物検査），染色体・遺伝子検査に分けられ，それぞれを専門に担当する検査室や検査科として独立している施設も多い.

検体検査の多くは自動機器で検査され，結果も数十分以内で判明するものが多い（図 1-2）.

検査の自動化

臨床検査のなかでも，検体検査が種類および検査件数がもっとも多い．さらに迅速性も要求される．このため，自動機器を用いた検査による自動化が進められている．病院や診療所で実施される検査のほか，検査センター（衛生検査所）に検査が委託される場合もある.

2. 生理機能検査（臨床生理検査・生体検査）

人間の生命の機能を維持するのに重要な循環機能・呼吸機能・脳神経活動などを，機械工学や電子工学の技術を駆使して体外から計測する検査のことをいう．施設によっては**臨床生理検査**や**生体検査**などともよばれる．心電図検査，肺機能検査（呼吸機能検査），脳波検査，筋電図検査などが該当する（図 1-3）．

■図 1-2　検査室の様子
（写真提供：公益社団法人松阪地区医師会臨床検査センター）

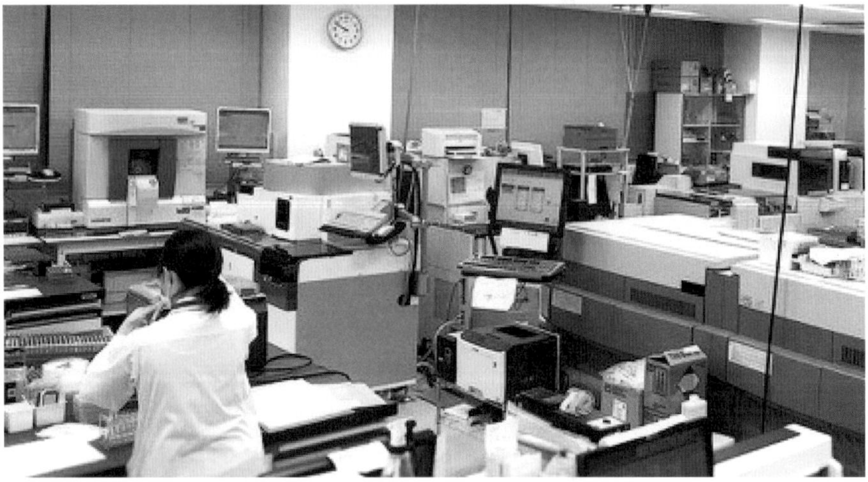

■図 1-3　心電図検査機器（フクダ電子株式会社：FCP-9800）

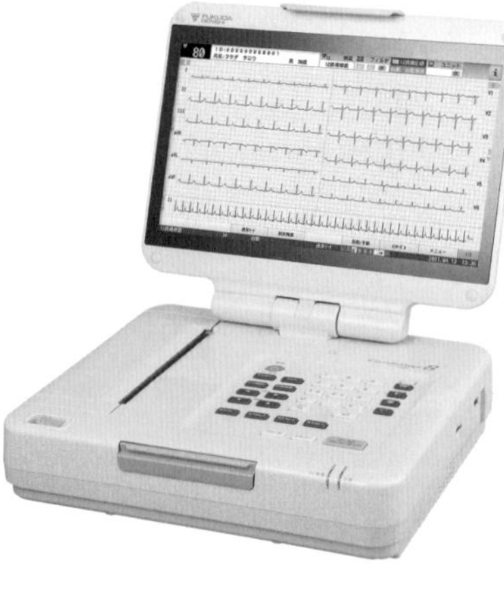

3. 画像検査

X線・アイソトープ（放射性同位元素）・超音波などを利用して体内の構造を描出し，異常な病変を検出して診断する検査である．胃癌や肺癌などの腫瘍や，胃潰瘍や心筋梗塞などの病変を画像として検出するのにきわめて有効である．

近年ではコンピュータ技術の進歩によって画像処理技術が高度に発達し，X線CTやMRI検査ではきわめて微細に臓器の構造を描出することができ，初期の小さな癌病変も発見できる（図1-4）．内視鏡検査やエコー検査（超音波検査）でも多くの臓器について検査が可能である．また，PET*検査では癌の全身転移を検出するのに有用である．

> **PET**
> PET *（positron emission tomography；陽電子放射断層撮影）は脳代謝活動などの機能をも測定することができる．

■図1-4　MRI検査機器（キヤノンメディカルシステムズ株式会社：プレミアム1.5テスラMRI装置「Vantage Orian」）

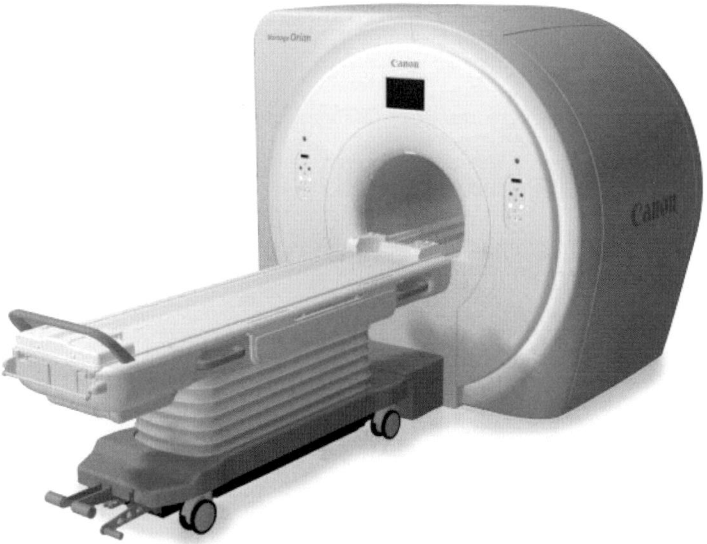

3 臨床検査値の読み方と解釈

個々の患者のデータとして得られた臨床検査値が，患者の健康な状態を示すのか，あるいは病的な状態であると判断すべきなのか，その解釈は慎重になされなければならない．臨床検査値を解釈する場合の基準になるのは，主として後述する**基準値（基準範囲）**と**カットオフ値**である．

臨床検査値は検査方法や検査試薬などによって異なることがある．そこで，検査の行われる各施設での基準値，カットオフ値を参考にすることが重要である．また，血糖値や中性脂肪値などは食事の影響を大きく受けやすい．赤血球数，尿酸値，コレステロール値，ホルモン値など，男女差や年齢差のある検査項目もある．

検査値を解釈するには，患者の属性や検査を受けたときの条件をも考慮し，総合的に判断しなければならない．

正常値と基準値

従来は“正常値”という表現が使われたが，あくまでも検査結果を評価する際の基準にすぎないという意味で，今日では基準値と表現される．

1. 基準値（基準範囲）

多くの検査項目では，多数の健常者を対象にして検査すると，結果として出てくるデータ値は正規分布もしくは対数正規分布をする（図1-5）．そこで，多数の健常者を対象にして検査を行い，その結果の平均値 ±2 SD（標準偏差）の範囲内を“問題がない”と判定するのが一般的である．つまり，健常者の 95％が所属する数値を“**基準値**”もし

■図 1-5　検査結果の分布

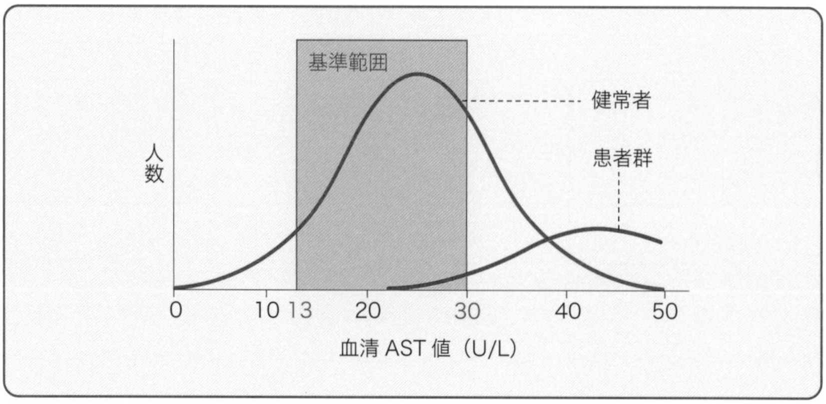

基準範囲

近年では，測定法の標準化が進み，多施設で共有できる基準範囲も設定されてきている．たとえば日本臨床検査標準協議会（JCCLS）による「共用基準範囲」が次第に普及してきている．

異常の判断

基準値からわずかでも逸脱していると異常ではないかと心配する人が少なくない．異常である可能性は否定できないが，経過やその他の検査結果を総合的に解釈して判断することが望ましい．

くは“**基準範囲**”と判定し，異常所見ではないことの目安にする．

ここで注意すべきは，基準値は患者の健康状態を示す絶対的な指標ではなく，あくまでも目安にすぎないことである．そもそも健常者の5%は，理論的に基準値をはずれることになる．つまり**偽陽性**が必ず存在する．この誤判定を避けるには，ほかの検査所見も併せて総合的に判断することと，過去の検査データを遡って比較するなどして検査結果を解釈するよう努めるべきである．

また，検査値が基準値内に入っているからといって，必ずしも正常でないケースもありうる．健常者と疾病罹患者との間で，検査値が重なりあうことはしばしばあり，たとえ基準値内に入っていても異常なしと言い切れるわけでもない．つまり，**偽陰性**もありうる．こうした偽陰性の判定を避けるためにも，臨床検査結果の総合的な判定と，疾患の経過を慎重に観察することが重要である．

2. カットオフ値

甲状腺ホルモンや血糖値，腫瘍マーカーなどは，健常者から疾患罹患者まで連続的な数値をとり，正常と異常の境がはっきりしない（図1-6）．このように連続的な検査値を示す検査項目では，ある判定値を境にして，正常か異常であるかを判定する．その判定値を**カットオフ値***という．専門的見地から判定する**病態識別閾値**ともいえる．

■図1-6　カットオフ値

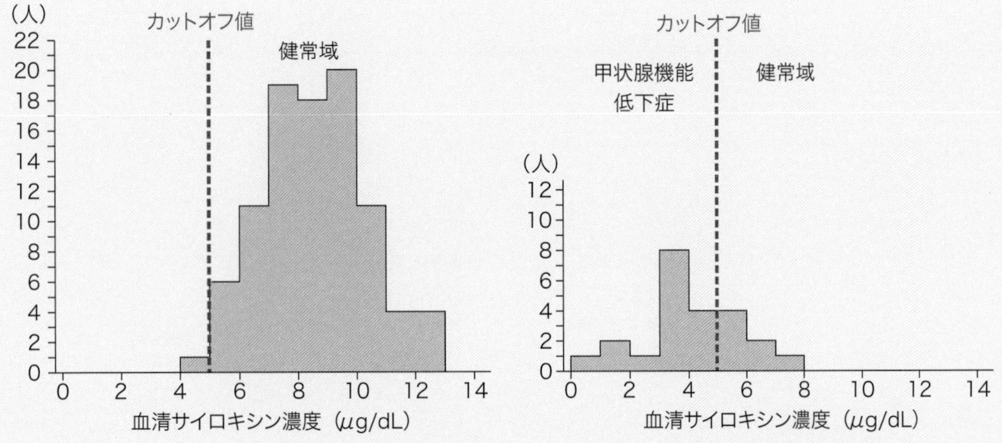

a．健常者　　b．甲状腺機能低下症患者

カットオフ値

カットオフ値で判断する場合，正常とも異常とも判断しかねるいわゆる“グレーゾーン”もある．この場合にも，経過を観察したり，その他の検査所見を参考にして総合的に判断する．

カットオフ値で検査結果を判定する場合にも，カットオフ値の設定によって偽陰性，偽陽性の判定が出ることに注意する．たとえば甲状腺ホルモン（サイロキシン）濃度を測定してみると，健常者では**図 1-6** のような分布となる．これに基づいてカットオフ値を設定し，異常を判定する．この場合，カットオフ値をどの数値に設定するかによって，正常か異常かの判断が異なってしまうことにも注意が必要になる．

4 栄養食事指導・栄養管理と臨床検査

管理栄養士，栄養士は，栄養食事指導や**栄養管理**の立場から，チーム医療の実践に貢献している．

適正な栄養は，疾病の治療だけでなく，疾患の予防にも重要な意義をもつ．臨床検査を実施することにより，個人に不足している栄養物質，あるいは過剰になっている物質を判定できる．そこで，栄養食事指導，栄養管理の実践に臨床検査を活用することが重要になる．

たとえば，貧血の原因としてもっとも頻度の高い鉄欠乏性貧血*では，血清中の鉄を検査することにより鉄不足を確認できる．そして，鉄不足の程度に応じて，鉄の必要摂取量を指導できる．

> **鉄欠乏性貧血**
> 鉄欠乏性貧血は全女性のほぼ10～20%にみられ，貧血ではないが鉄が不足している潜在性鉄欠乏状態の患者はさらに多い．原因としては，過多月経，子宮筋腫が多いが，このほか極端なダイエットが原因になることもある．

しかし，**貧血**は鉄欠乏以外の原因でも起こる．たとえば，鉄欠乏性貧血に症状が似ているものに，鉄芽球性貧血がある．これは赤血球における鉄の利用が障害されている状態であり，けっして体内で鉄が不足しているわけではない．この場合に，患者に鉄を摂取させても効果は得られないばかりか，かえって悪影響を及ぼしかねない．

そこで，臨床検査の結果を的確に判断して，栄養食事指導，栄養管理に役立てることが求められる．

治療として栄養食事指導が大きな比重を占める代表的な疾患に**糖尿病**がある．糖尿病では膵臓からのインスリン分泌が少ないか，あるいはインスリンの作用が十分でなく，糖の利用が障害されている．その結果，血糖値が高くなり，尿糖が陽性になる．そこで，血液や尿を検査することにより，糖尿病の診断，重症度の判定，さらには合併症の存在を知ることができる．

糖尿病患者の治療では，重症度に応じて，糖の代謝が円滑になるよう，食事療法が行われる．食事療法の実践にあたっても，検査結果をよくみながら栄養食事指導を行うようにする．

また，手術後など経口摂食ができない患者では，経管栄養や経静脈栄養が行われる．この場合，本人の意思とは関係なく強制的に栄養が補給されることになるので，よほど栄養状態に注意しないと必要な種々の物質の過不足が容易に発生する．たとえば，ビタミンKが補充されないために凝固因子が欠乏し，出血傾向を起こす場合が見受けられる．

> **経管栄養と経静脈栄養**
> 経管栄養や経静脈栄養については医師がオーダーすることが多いが，その内容の確定にあたっては，管理栄養士が専門性を十分に活かして積極的に参加することが望まれる．

患者に点滴で補液をする際には，電解質のバランスに十分注意しないと，電解質の異常が問題になる．このようなときには，たえず検査結果をチェックし，患者の栄養状態を管理するようにする．

管理栄養士・栄養士は，病院給食のメニュー作りをはじめ，患者の栄養を管理したり，あるいは治療の一環として栄養食事指導を行ったりするにあたり，患者の病態を的確に把握しておかねばならない．そのためには臨床検査のデータの理解が重要な意味をもつ．

このように**臨床検査の意義**，**結果値の解釈**などを十分に理解し，それに基づいて患者の病態を把握し，栄養食事療法に活用することがきわめて重要であるといえよう．

第2章

臨床検査値の解釈

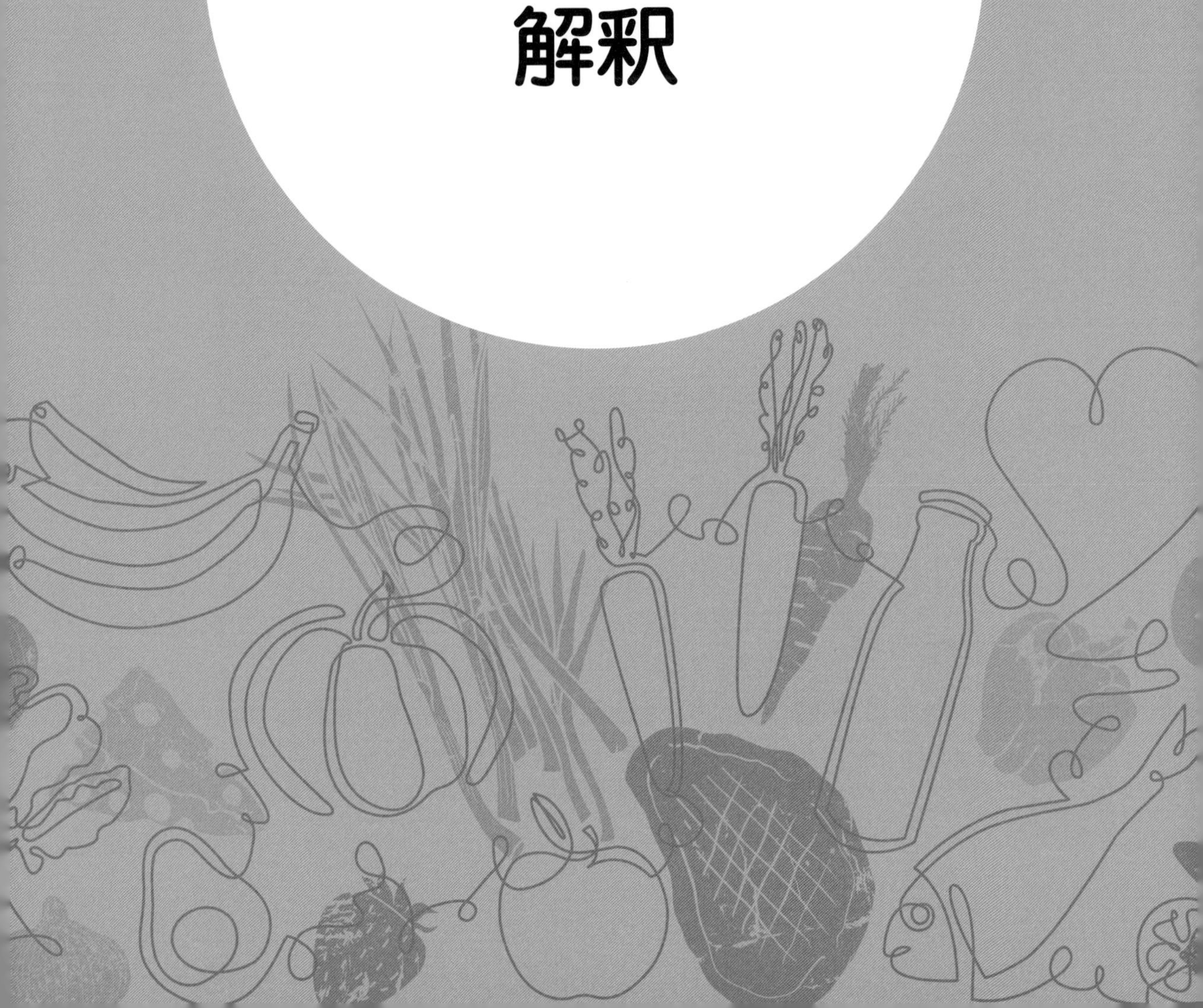

1　尿・便検査

1. 尿検査

尿は，腎臓で血液から濾過された水分や老廃物を排出し，水・電解質の代謝を行うなど，重要な役目を果たしている．

そこで，尿量や尿中の成分を調べることにより，腎疾患や体内での水・電解質異常の有無などを判断することができる．

一般には**尿検査**は試験紙を使用して簡便に検査できる（図 2-1）．紙コップに集めた尿に試験紙を浸し，試験紙の色の変化からたんぱくや糖の有無などを判定でき，しかも半定量も可能である．

■図 2-1　尿簡易検査用試験紙 Combur®テスト（ロシュ・ダイアグノスティックス株式会社）

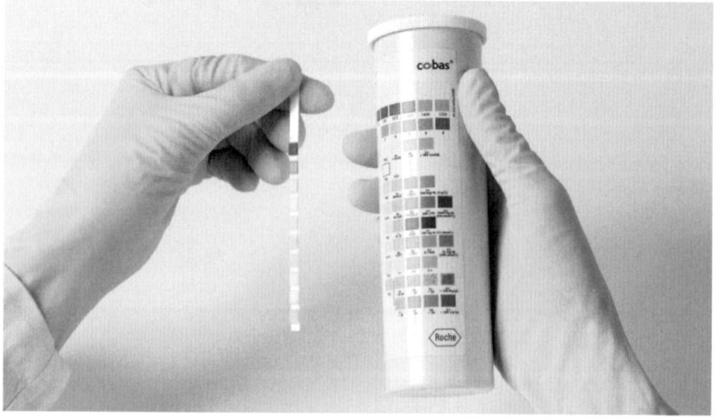

尿検査は，**腎・尿路系疾患**をはじめとして，糖尿病，肝疾患，膠原病など**全身性疾患**の診断にも有用である．また，尿の細菌検査は，膀胱炎など腎尿路系の感染症の診断に役立つ．

通常は，早朝起床時の尿を調べるが，健診や外来診療などでは随時採尿して検査することが多い．

細菌検査に使用する尿

尿路感染症の起炎菌の判定は中間尿を用いて検査するのが一般的であるが，例外として淋菌性尿道炎などでは，排尿初期の初尿を検査するほうが細菌の検出率が高い．

細菌検査をするときには，排尿開始直後の尿はとらず，排尿している途中の尿を採取して検査する．これを**中間尿**といい，外陰部からの雑菌の混入を防ぎ，実際に**尿路感染症**の原因になった起炎菌を検出するのに有用である．

尿　量

健常者では，体重 1 kg あたり 1 時間にほぼ 1 mL の尿が排泄される．尿量は，水分摂取量，発汗量，腎臓での濃縮力，排泄される溶質（電解質，尿素など）の量，バソプレシン（抗利尿ホルモン：ADH）などによって左右される．尿量を計測することは，腎機能，尿路系の通過状態，ADH 分泌能などを評価するのに有用である．

基準値▶成人では 1,000 〜 1,500 mL/ 日

異常値をとる疾患

- **多尿（1 日尿量が 3,000 mL 以上もしくは 40 mL/kg 以上）**：尿崩症，糖尿病，急性腎不全の利尿期，慢性腎不全の多尿期，心不全
- **乏尿（400 mL/ 日以下）**：急性腎炎，急性腎不全，慢性腎不全の末期，高熱，脱水，嘔吐，発汗
- **無尿（100 mL/ 日以下）**：重症の腎炎，ネフローゼ症候群，ショック
- **尿閉（尿路の通過障害による排尿障害）**：前立腺肥大症，膀胱・尿路腫瘍，神経因性膀胱

尿 pH

尿は体内の余分な水素イオン（H^+）や炭酸水素イオン（HCO_3^-）を排泄し，酸塩基平衡の調節に重要な役割を果たしている．そこで，尿 pH の検査は，体内の酸塩基平衡状態を知るのに役立つ．

基準値▶ pH4.4 〜 7.5（6.0 付近が多い）

異常値をとる疾患

- **酸性**：飢餓，発熱，脱水，アシドーシス*
- **アルカリ性**：アルカローシス*，尿路感染症

尿たんぱく

健常者でも運動後やストレスなどでは陽性になることがある．とくにやせ型の青年では尿たんぱくが陽性になりやすい．ただし，尿たんぱくが持続して大量に排泄される場合は，腎疾患が疑われる．

基準値▶（−）〜（±）

異常値をとる疾患

- **陽性**：急性腎炎，慢性腎炎，慢性腎盂腎炎，ネフローゼ症候群，糖尿病性腎症，SLE，尿路感染症，尿路結石症，尿路系腫瘍，多発性骨髄腫（ベンスジョーンズたんぱくが陽性）

アルカリ性尿

尿酸結石の予防のため重曹を服用している患者は，アルカリ性尿が持続するので注意する．

アシドーシスとアルカローシス

酸塩基平衡が障害された場合，体内の pH を下げようとする動的状態をアシドーシスといい，反対に pH を上げようとする動的状態をアルカローシスという．

病的たんぱく尿

健常者でも 1 日に数十 mg 程度のたんぱくは尿中に出るが，これは試験紙法で検出されないか，弱陽性（±）となる．1 日の総たんぱく排泄量が 150 mg 以上になると病的たんぱく尿といえる．

多発性骨髄腫の尿検査

一般に尿たんぱくは試験紙法で検査されるが，これは尿中のアルブミンを主に検出する．このため，ベンスジョーンズたんぱくが尿中に排出される多発性骨髄腫では，尿たんぱくが陽性であるにもかかわらず試験紙法では陰性のことがあるので注意する．多発性骨髄腫が進行して腎障害が起これば，アルブミンが排泄されて試験紙法でも陽性になる．

尿 糖

糖代謝異常によって血糖が高値になったり，腎臓での糖の排泄閾値が低かったりすると，尿中に糖が出現する．糖尿病をスクリーニングするのに有用である．

基準値▶ (−)

異常値をとる疾患

- 血糖高値：糖尿病，膵炎，肝疾患，過食，胃切除後
- 糖排泄閾値*の低下：腎性糖尿（先天的に糖排泄閾値が低いもので，問題はない），慢性腎臓病

糖排泄閾値

通常，尿中に糖が排泄されるのは，血糖値が170 mg/dL 前後を超えるときである．つまり糖を排泄する閾値がある．この糖排泄閾値が先天的に低い人では糖尿病でなくても常に尿糖が陽性になってしまうが，血糖値が高くなければ問題はない．

尿潜血

尿中に血液が混ざっている病態の血尿を試験紙法で検出するもので，血尿を発見できる．

基準値▶ (−)

異常値をとる疾患

- 陽性：表 2-1 参照

尿潜血が陽性となる疾患

尿潜血反応が陽性になるのは，糸球体腎炎，膀胱炎，尿管結石症などのほか，腎癌や膀胱癌などの悪性腫瘍のことがあるので，慎重に精密検査を行う．必ず尿沈渣を調べ，陽性なら出血している原因を確認しなければならない．なお，閉経後の女性では特別な疾患がないのに潜血反応が陽性になる場合がある（無症候性血尿）．

■表 2-1　血尿をきたす疾患

部位	疾患
腎前性	●出血性素因（特発性血小板減少性紫斑病，播種性血管内凝固〈DIC〉，血友病など），白血病
腎性	●炎症：急性糸球体腎炎，慢性糸球体腎炎，ループス腎炎，腎盂腎炎，間質性腎炎，腎結核 ●腫瘍：腎癌 ●その他：腎結石症，腎血管腫，腎静脈血栓症，腎外傷，多発性囊胞腎，特発性腎出血
腎後性	●炎症：尿管炎，膀胱炎，尿道炎，前立腺炎 ●腫瘍：腎盂・尿管・膀胱・前立腺・尿道の癌 ●その他：尿管・膀胱の結石症，外傷

尿沈渣

尿を試験管に採取して遠心分離し，得られる沈殿成分を顕微鏡で観察し，異常成分の検出を行う．腎炎や腎・尿路系腫瘍の診断に有用である．尿沈渣についても自動機器による検査が可能になっている．

基準値▶赤血球：＜２個 / 毎視野
白血球：＜４個 / 毎視野
上皮細胞：(−) ～扁平上皮が少数

円柱：(－)　～硝子円柱が少数みられることがある

結晶：(－)　～尿酸・リン酸・シュウ酸などの結晶がみられることがある

細菌：＜4個/毎視野

尿検査上の注意

尿検査は，とくに採尿後速やかに検査する．時間が経つと雑菌が繁殖し，正確な判定が難しくなる．円柱は尿成分が尿細管の中でたんぱくによって固められて尿中に出てくるもので，硝子円柱以外の円柱がみられるのは病的である．

異常値をとる疾患

- **異常成分出現：** 糸球体腎炎，尿路結石症，腎・尿路系腫瘍
- **細菌多数：** 膀胱炎など尿路感染症

2. 便検査

便検査では，おもに潜血反応，寄生虫検査を行う．食中毒や腸管感染症が疑われた場合には，便の細菌検査が必要になる．

便潜血

便潜血反応

かつては，便潜血反応はグアヤック法やオルトトリジン法などの化学的反応で行われていた．しかし，これらの方法では肉食などによって動物の血液を検出し，偽陽性になる欠点があった．
現在ではヒトヘモグロビンに対するモノクローナル抗体（抗原に反応する単一の抗体）を用いた免疫学的検査が行われるので偽陽性はなく，以前のような潜血食は必要なくなった．

便に混じった血液ヘモグロビンをモノクローナル抗体を用いた免疫法で検出し，消化管内での出血の有無を確認する（図2-2）．とくに，大腸癌を早期に発見するためのスクリーニング検査として用いられる．

基準値▶ (－)

異常値をとる疾患

- **陽性：** 潰瘍（胃十二指腸潰瘍，潰瘍性大腸炎）
  腫瘍（大腸癌，大腸ポリープ，胃癌）
  炎症（急性胃粘膜病変，クローン病，憩室炎）
  その他（食道静脈瘤破裂，痔核）

寄生虫

寄生虫症が疑われる場合，患者の便を採取して虫卵や虫体を調べる．虫卵を便の中から顕微鏡で探し出すのは大変であるため，虫卵の比重にあわせて高比重液や低比重液に便を浮遊させ，虫卵を集めてから検査する．蟯虫では，起床時に肛門付近にセロハンテープを貼り付けて検査する．

蟯虫検査

蟯虫症の検査は家族全員で行うようにする．

基準値▶ (－)

異常値をとる疾患

- **陽性：** 寄生虫症（回虫，鉤虫，吸虫，条虫，線虫，蟯虫など）

■図 2-2　採便の手順

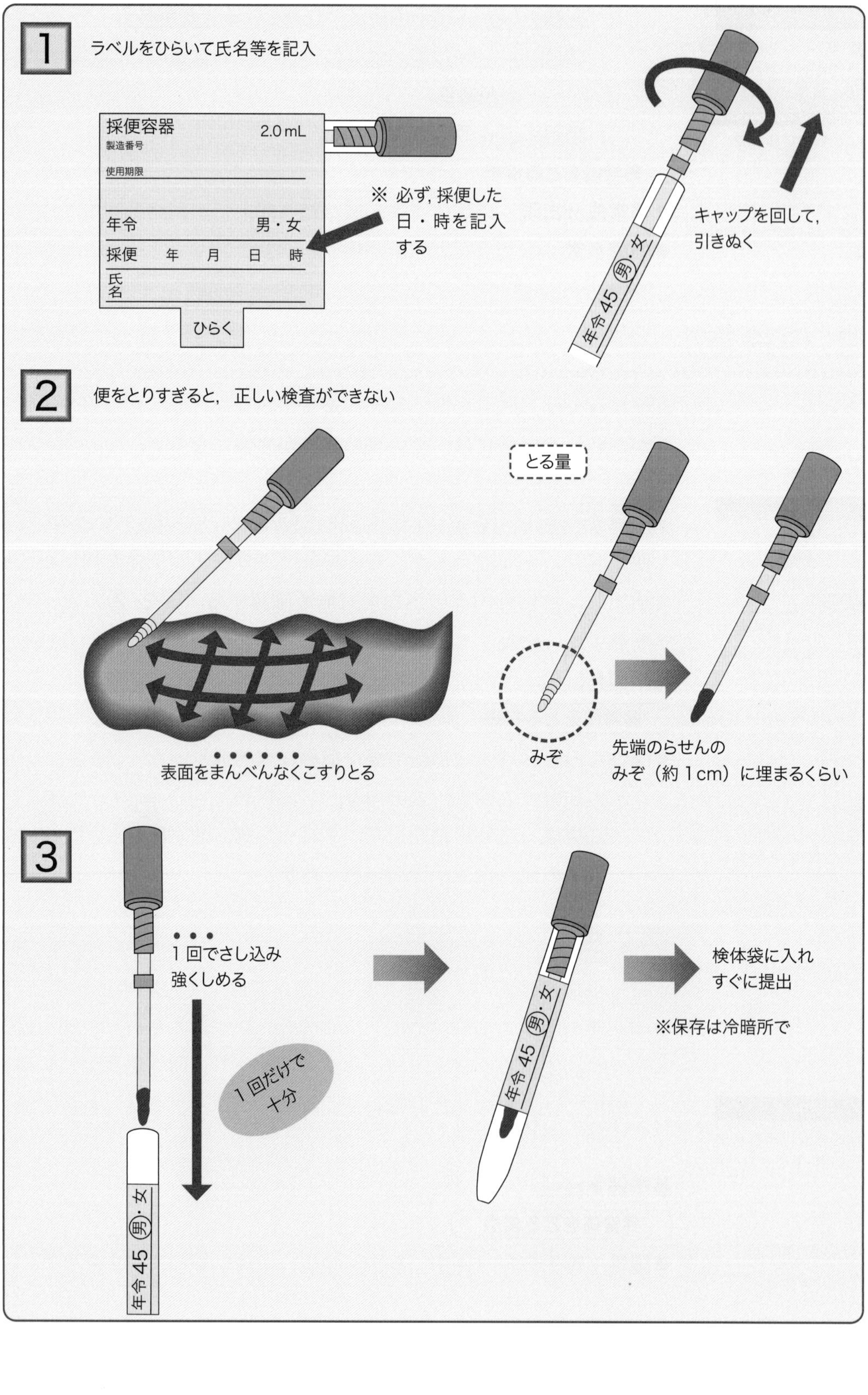
1
ラベルをひらいて氏名等を記入
採便容器
2.0 mL
製造番号
使用期限
年令
男・女
採便　年　月　日　時
氏名
ひらく
※ 必ず，採便した
日・時を記入
する
キャップを回して，
引きぬく
年令 45 男・女
2
便をとりすぎると，正しい検査ができない
表面をまんべんなくこすりとる
とる量
みぞ
先端のらせんの
みぞ（約 1 cm）に埋まるくらい
3
1 回でさし込み
強くしめる
1 回だけで
十分
年令 45 男・女
検体袋に入れ
すぐに提出
※保存は冷暗所で

2 血液検査

1. 血球検査

血液を検体とした臨床検査では，**全血**を用いて血球を検査するほか，**血清**または**血漿**を生化学的，免疫学的に検査する．一般に血液検査とよばれるものは，① 血球成分に関する血球検査，② 出血，凝固系に関する検査をさす．

血球には，**赤血球**，**白血球**，**血小板**の３系統がある．これらは脊椎骨，肋骨，胸骨，腸骨，大腿骨近位部などの骨髄中で作られ，成熟した血球が末梢血液中に流れ出てくる（図 2-3）．各血球はそれぞれの機能（赤血球：酸素運搬，白血球：感染防御・免疫，血小板：止血）を果たした後，寿命を迎え，脾臓などで破壊される．

各血球の寿命

各血球の寿命は，赤血球：約 120 日，好中球：組織中で 2 ～ 4 日，リンパ球：数日～数年，血小板：8 ～ 12 日とされる．

健常者では，各血球の産生と破壊のバランスがとれており，血液中の各血球数はほぼ一定に保たれている．

血球検査では，各血球の数と形態を調べる．貧血や白血病などの**血液**

■図 2-3　骨髄での造血部位

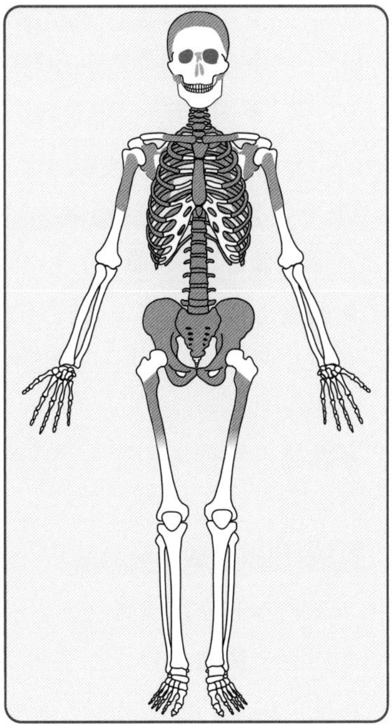

疾患はもちろん，種々の**全身性疾患**のスクリーニング検査としても実施される基本的な検査である．**薬物の副作用**を検出するのにも重要な検査である．

赤血球 Red blood cell (RBC)
ヘモグロビン Hemoglobin (Hb)
ヘマトクリット Hematocrit (Hct, Ht)

赤血球の検査では，**赤血球数**，血液中の**ヘモグロビン濃度**，血液全体に対する赤血球の容積比率（ヘマトクリット）を同時に検査する．貧血がある場合，この3者から次式によって平均赤血球指数（恒数）を計算し，貧血の診断と分類に応用する．

- MCV（mean corpuscular volume：**平均赤血球容積**）
  ＝Ht(%)/RBC(百万/μL)×10 fL（フェムトリットル）
- MCH(mean corpuscular hemoglobin：**平均赤血球ヘモグロビン量**)
  ＝Hb(g/dL)/RBC(百万/μL)×10 pg（ピコグラム）
- MCHC(mean corpuscular hemoglobin concentration：**平均赤血球ヘモグロビン濃度**)
  ＝Hb(g/dL)/Ht(%)×100 g/dL(%)

表記上の注意

fL = 10^{-15} L
pg = 10^{-12} g
MCHC は％とも g/dL とも表記される．

基準値 ▶

RBC ▶**男性 435～555 万/μL，女性 386～492 万/μL**
Hb ▶**男性 13.7～16.8 g/dL，女性 11.6～14.8 g/dL**
Ht ▶**男性 40.7～50.1%，女性 35.1～44.4%**
MCV ▶ **83.6～98.2 fL**
MCH ▶ **27.5～33.2 pg**
MCHC ▶ **31.7～35.3 g/dL（%）**

異常値をとる疾患

- **低値**：貧血（鉄欠乏性貧血，再生不良性貧血，悪性貧血*，溶血性貧血など），白血病，悪性腫瘍，膠原病，慢性腎疾患，甲状腺機能低下症など
- **高値**：真性多血症，二次性多血症（慢性心肺疾患，高地居住），脱水症

小球性低色素性貧血

鉄欠乏性貧血は小球性低色素性貧血のパターンを示し，関節リウマチなど慢性炎症性疾患における貧血との鑑別が重要である．慢性炎症性疾患では体内に鉄はあるが，ヘモグロビン産生に利用ができず，鉄欠乏性貧血に類似した貧血になる．
これらを区別するには，血清鉄は両者で減少しているが，鉄欠乏性貧血では総鉄結合能の上昇と血清フェリチン減少がみられ，慢性炎症性疾患では総鉄結合能低下と血清フェリチン増加があることがポイントになる．

悪性貧血

ビタミン B_{12} または葉酸の欠乏で起きる巨赤芽球性貧血のうち，自己抗体（抗内因子抗体，抗胃壁細胞抗体）が原因で発症する自己免疫疾患を悪性貧血という．

付 平均赤血球指数の解釈

血液の単位容積当たりの赤血球数もしくはヘモグロビン濃度が減少した病態を**貧血**という．ヘモグロビン濃度が成人男性では 13 g/dL 未満，女性では 12 g/dL 未満，高齢者では 11 g/dL 未満を貧血とする（WHO

による診断基準). 貧血には**表 2-2** に示すように, 成因によって種々のタイプがある. 適切な栄養食事指導を行うためには, 貧血のタイプと原因を鑑別しておくことが重要である. 貧血のタイプを鑑別するには, **平均赤血球指数**が役立つ (**表 2-3**). 最近では MCV と MCHC を使い, MCH を指標とすることはない.

■表 2-2　貧血の成因と貧血の種類

貧血の成因	貧血の種類
赤血球の産生障害	再生不良性貧血, 骨髄異形成症候群, 白血病
赤血球の成熟障害	鉄欠乏性貧血, 巨赤芽球性貧血
赤血球の破壊亢進	溶血性貧血
赤血球の喪失	大量出血
赤血球の体内分布異常	脾腫

■表 2-3　平均赤血球指数による貧血の分類

貧血のタイプ	MCV (fL)	MCHC (g/dL)	おもな貧血
小球性低色素性貧血	80 以下	31 以下	鉄欠乏性貧血, 鉄芽球性貧血, サラセミア, 慢性炎症
正球性正色素性貧血	81 ～ 10	32 ～ 36	溶血性貧血, 再生不良性貧血, 白血病, 腎性貧血, 急性出血
大球性正色素性貧血	101 以上	32 ～ 36	巨赤芽球性貧血 (ビタミン B_{12} 欠乏症, 葉酸欠乏症)

白血球 White blood cell (WBC)

白血球には, **好中球・好酸球・好塩基球・リンパ球・単球**があり, 病原体に対する防御作用や, 抗体を産生して免疫反応に関与したり, 組織傷害の修復などに関与する. 白血球の検査では, 白血球の数だけでなく, 血液像検査による**白血球の分類** (**白血球像**ともよばれる) を調べることも重要である.

基準値▶ 3,300 ～ 8,600/μL

異常値をとる疾患

- **増加**：急性感染症, 外傷, 熱傷, 溶血, 急性心筋梗塞, 白血病, 悪性腫瘍, ストレス
- **減少**：無顆粒球症, 薬剤アレルギー (抗菌薬, 抗痙攣薬, 抗甲状腺薬など), 血液疾患 (再生不良性貧血, 白血病, 骨髄異形成症候群), 膠原病, 肝硬変, 抗癌薬投与, 放射線障害, エイズ

扁桃炎への対処

薬物を服用中に扁桃炎を起こして高熱になった場合は, 薬物による好中球減少症を考えて対処する.

白血球数増加の場合の対処

白血球数が多いと白血病を心配する人が多い. 白血病では, 白血球が増加することは確かに多いが, 患者により基準値内のことも, 逆に減少していることもある. そのため, 白血病が疑われるようなら, 必ず白血球の分類を調べなくてはならない.

血小板減少の場合の対処

白血病や再生不良性貧血をはじめとして, 血小板減少をきたす疾患の多くは赤血球と白血球にも異常を伴うことが多い. ただし, 特発性血小板減少性紫斑病では血小板だけに異常がある.

血小板 Platelet (PLT)

血管が傷ついて**出血**した場合，**血小板**は損傷した血管に粘着し，さらに血小板同士が凝集して血栓を作って止血に関与する．血小板がおよそ3万/μL以下になったときには止血に支障をきたし，出血傾向が起こる．逆に血小板数が多すぎれば，血栓傾向を起こす．

基準値▶ 15.8～34.8万/μL

異常値をとる疾患

- **減少**：血小板産生の低下（再生不良性貧血，白血病，悪性貧血，抗癌薬投与），血小板破壊の亢進（特発性血小板減少性紫斑病，播種性血管内凝固），血小板の体内分布異常（肝硬変，脾腫）
- **増加**：腫瘍性に増加（本態性血小板血症，慢性骨髄性白血病，真性多血症），反応性に増加（出血，手術，悪性腫瘍）

血液像 Hemogram

好中球の分類

好中球は核の形態から桿状核球と分節核球（分葉核球）に分類することもあるが，自動血球計数器では好中球として一括して表記されることが多い．

血液塗抹標本を染色して顕微鏡で観察し，赤血球・白血球・血小板の形態を観察する．とくに白血球では好中球・好酸球・好塩基球・リンパ球・単球の各比率を測定する（図2-4）．また，白血病細胞など異常細

■図2-4 白血球の種類

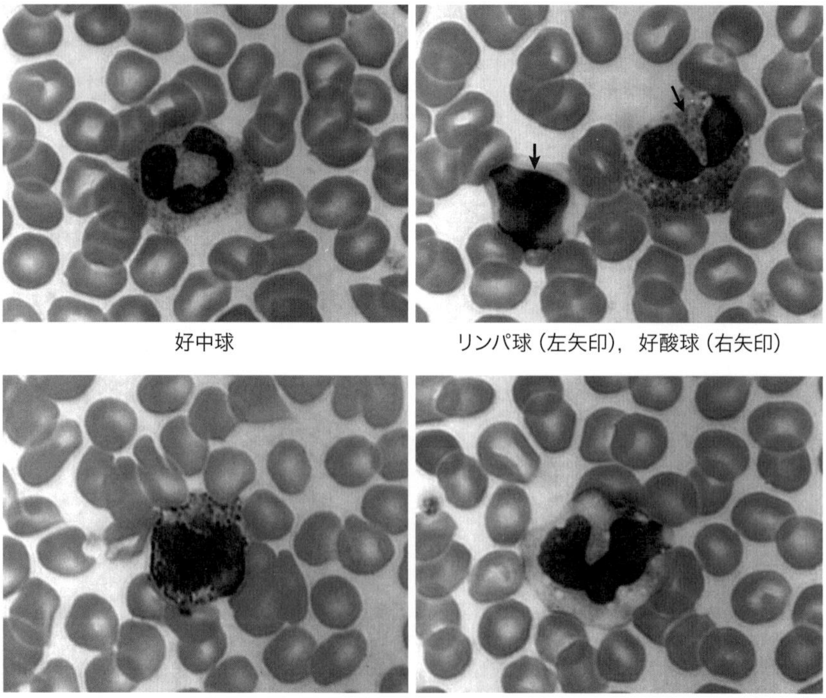

好中球　　リンパ球（左矢印），好酸球（右矢印）

好塩基球　　単　球

胞の出現の有無にも注意する．

基準値（参考値）▶ 桿状核好中球：2.0～13.0%，分節核好中球：38.0～58.0%，好酸球：0.2～6.8%，好塩基球：0.0～1.0%，リンパ球：26.2～46.6%，単球：2.3～7.7%

異常値をとる疾患

● 白血球分類の異常：表２-４参照

● 異常細胞の出現：白血病

■表２-４　白血球分類の異常

白血球の種類	増加する疾患	減少する疾患
好中球	急性細菌性感染症，外傷，熱傷，梗塞性疾患，慢性骨髄性白血病，中毒，ストレス，副腎皮質ステロイド薬服用	ウイルス感染症，急性白血病，再生不良性貧血，薬剤副作用，放射線障害
好酸球	アレルギー性疾患，寄生虫症，皮膚疾患	重症感染症，感染症初期，再生不良性貧血
好塩基球	慢性骨髄性白血病，アレルギー性疾患	
リンパ球	ウイルス感染症，慢性リンパ性白血病，マクログロブリン血症	急性感染症の初期，悪性リンパ腫，全身性エリテマトーデス（SLE）
単球	感染症，単球性白血病，無顆粒球症の回復期	

2. 血栓・止血検査

血管が傷ついて出血すると，出血を阻止して失血を防ごうとする生体防御機構が働く．まず，血管が収縮して血流を減少させ，傷ついた血管に血小板が粘着し，血小板同士が凝集して血栓をつくり，血管の破綻を防ぐ．この血栓は**一次血栓**とよばれ，もろくてはがれやすい．一方，血漿中にある**凝固因子**（第Ⅰから第ⅩⅢ因子まである．ただし，第Ⅵは欠番）が次々に活性化され，最終的にはフィブリノゲンがフィブリンとなり，血小板でできた血栓をあたかもセメントで固めるようにして固め，強固な**二次血栓**を作る（図２-５，２-６）．こうして止血が完了する．

やがて血管が修復されると血栓は血漿中の**プラスミン**によって溶かされ，消失する．この現象を**フィブリン溶解現象**（**線維素溶解現象***，略して**線溶**とよぶ）という．

線維素溶解現象
かつて，フィブリンは線維素，フィブリノゲンは線維素原と訳されていたので，線維素溶解現象という表現が残っている．

こうした一連の止血機構のいずれかに異常があると，いったん出血すると血が止まりにくく，かつ，たいした外傷がなくても簡単に出血するようになる．こうした病態を**出血性素因**，もしくは**出血傾向**という．出

■図 2-5　止血機構

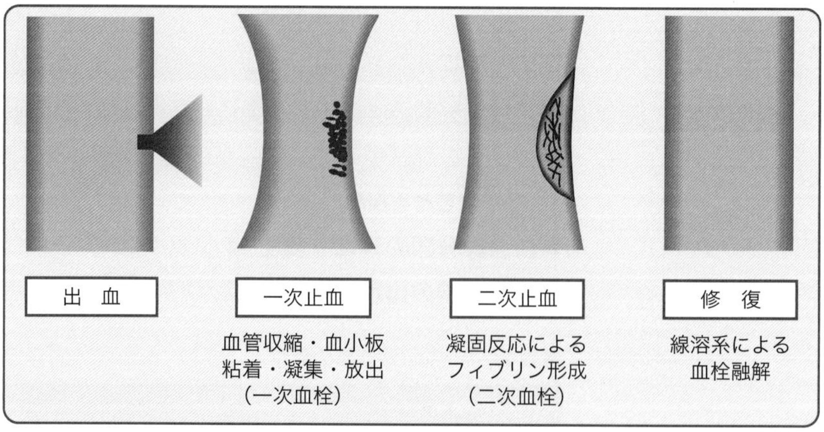

■図 2-6　血液凝固反応

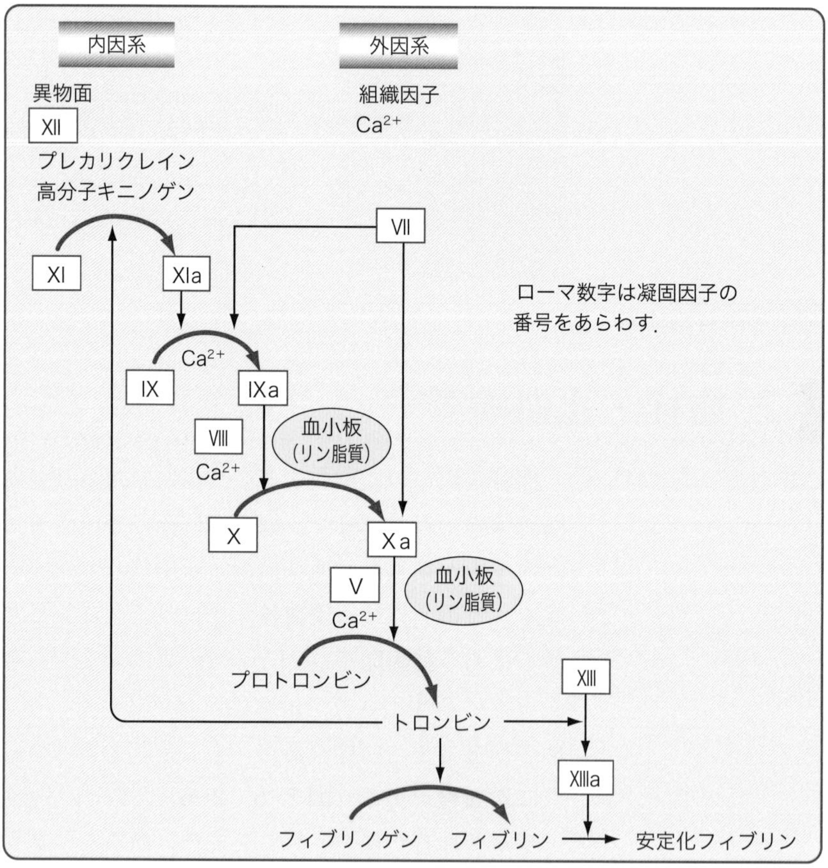

血性素因に対しては，血管・血小板・凝固因子・線溶系のいずれに異常があるのかを検査する（**表 2-5**）．

また，止血機構が亢進して起きるのが**血栓傾向**である．とくに凝固・線溶系を調整している因子が先天的に欠損しているような場合（アンチ

■表 2-5　スクリーニング検査による出血性素因の鑑別

血小板数	出血時間	PT	APTT	該当する疾患	
				先天性	後天性
減少	延長	正常	正常		特発性血小板減少性紫斑病，薬剤による血小板減少症
正常	延長	正常	正常	血小板無力症，遺伝性出血性毛細血管拡張症	薬物，尿毒症，アレルギー性紫斑病
正常	延長	正常	延長	フォン・ウィルブランド病	
正常	正常	正常	延長	血友病	
正常	正常	延長	正常	第VII因子欠損症	
正常	正常	延長	延長	プロトロンビンやフィブリノゲン欠損症	肝硬変，ビタミン K 欠乏症
減少	延長	延長	延長		播種性血管内凝固（DIC）
正常	正常	正常	正常	第XIII因子欠損症	

■図 2-7　出血傾向，血栓傾向のスクリーニング検査

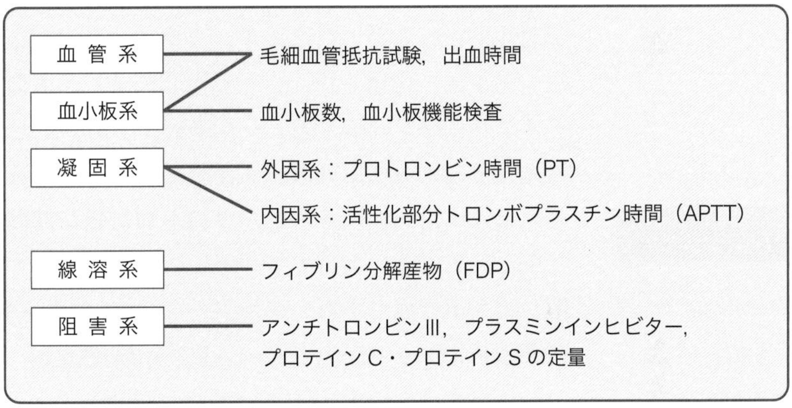

止血機構における阻害系

プラスミンインヒビターは線溶系に重要な役割を演じるプラスミンの活性を阻害する．このため，プラスミンインヒビター欠損症では線溶系が亢進し，出血傾向を起こす．アンチトロンビンIII，プロテイン C，プロテイン S はトロンビン形成を抑制する作用があり，これらの欠損症では血栓傾向になる．

トロンビンIII欠損症，プロテイン C 欠損症など）に血栓症を起こしやすい．

出血傾向および血栓傾向をスクリーニングする検査として図 2-7 のようなものがある．

出血時間 Bleeding time

皮膚（耳たぶなど）に一定の傷をつけて出血させ，止血するまでの時間を計測する（図 2-8）．毛細血管の機能，血小板の数と機能を総合的に把握できる．

基準値▶ 1～3 分（デューク法）

異常値をとる疾患

- **延長**（5 分以上）：毛細血管の異常（IgA 血管炎*，遺伝性出血性毛細血管拡張症），血小板数の減少（特発性血小板減少性紫斑病，再生不

IgA 血管炎

IgA 血管炎では皮膚の点状出血のほか，腹痛や血尿を伴うことがある．かつてはシェーンライン・ヘノッホ症候群ともよばれた．

■図 2-8　出血時間の検査法（デューク法）

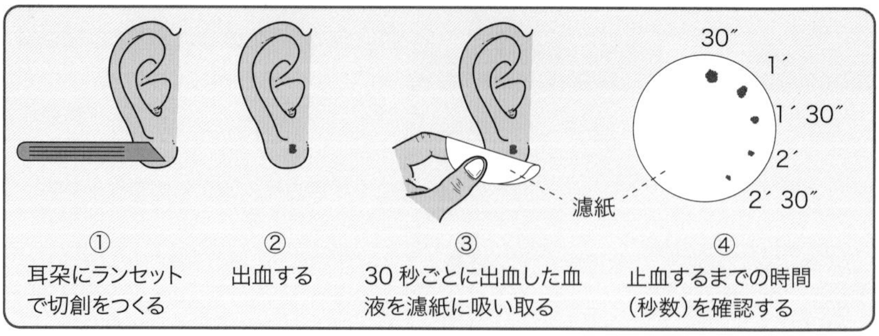

良性貧血など），血小板機能の異常（血小板無力症，尿毒症，アスピリンなど薬剤の服用）

プロトロンビン時間 Prothrombin time (PT)

出血して血液が血管の外に漏れると**組織因子**の影響を受けて**第Ⅶ因子**が活性化される．さらにカルシウムイオンの存在下で第Ⅹ，第Ⅴ因子が活性化され，プロトロンビン（第Ⅱ因子）が**トロンビン**となり，これがフィブリノゲン（第Ⅰ因子）を**フィブリン**に変化させる（図 2-6 参照）．組織因子によって第Ⅶ因子が活性化される凝固系を**外因系**という．この外因系の異常を検出するのが**プロトロンビン時間**の測定である．

また，ビタミンＫが欠乏するとプロトロンビン（第Ⅱ）・第Ⅶ・第Ⅸ・第Ⅹ因子が合成できないので，ビタミンＫ欠乏を検出する検査にもなる．

基準値▶ 10～12 秒，70～120％（活性比），
0.9～1.1（プロトロンビン INR）

異常値をとる疾患

- **延長（健常者対照より 2 秒以上の延長）**：先天性凝固異常症（第Ⅶ・第Ⅹ・第Ⅴ因子，プロトロンビン，フィブリノゲンの欠乏もしくは異常症），後天性凝固異常症（重症肝障害，ビタミンＫ欠乏症，播種性血管内凝固），経口抗凝固薬服用（ワルファリンなど）

プロトロンビン時間の INR 表記

プロトロンビン時間は検査に用いる試薬や測定機器によってかなり相違がある．検査試薬による差異を避けるため，試薬ごとに決められた国際感度表示（ISI）を用いて国際標準化比（INR）を計算し，INR で評価する．とくにワルファリンで抗凝固療法を行っている場合のモニターは INR が使われる．

活性化部分トロンボプラスチン時間 Activated partial thromboplastin time (APTT)

血液凝固には，外因系のほか，血液が異物と接触することによって**第Ⅻ因子**が活性化され，ついで第Ⅺ，第Ⅸ，第Ⅷ因子が次々と活性化されていく**内因系**がある（図 2-6 参照）．最終的には外因系と同じく第Ⅹ因子，プロトロンビンが活性化され，フィブリノゲンがフィブリンとなって止血する．外因系と内因系に共通した経路は**共通系**とよぶ．

基準値▶ 30～40 秒

異常値をとる疾患

- **延長（健常者対照より 10 秒以上長い）**：先天性凝固異常症（血友病 A：第Ⅷ因子異常，血友病 B：第Ⅸ因子異常，第Ⅻ・第Ⅺ・第Ⅴ・プロトロンビン・フィブリノゲン異常），後天性凝固異常症（重症肝障害，播種性血管内凝固，ビタミン K 欠乏症），薬剤投与（ヘパリン，ワルファリン），抗リン脂質抗体症候群*

> **抗リン脂質抗体症候群**
> 全身性エリテマトーデス（SLE）などではリン脂質と結合するループスアンチコアグラントが産生され，これによって APTT が延長する．これは抗リン脂質抗体症候群とよばれる．抗リン脂質抗体症候群における APTT の延長は試験管内だけの現象で，患者の体内ではむしろ血栓症のほうが問題になり，流産の原因となりやすい．

フィブリノゲン Fibrinogen (Fbg)

フィブリノゲンは肝臓で合成されるたんぱく質で，凝固反応の最終段階でトロンビンの酵素作用を受けてフィブリンとなる．出血性素因，血栓症のスクリーニング検査として測定される．また，炎症反応のときには急速に反応性に合成されるので，炎症反応の指標にもなる．

基準値▶ 170 ～ 410 mg/dL

異常値をとる疾患

- **高値**：炎症（急性感染症，悪性腫瘍，心筋梗塞，膠原病，手術後），血栓症（脳血栓）
- **低値**：先天性（先天性無フィブリノゲン血症），合成障害（重症肝障害，L-アスパラギナーゼ*投与），消費の亢進（播種性血管内凝固）

> **L-アスパラギナーゼ**
> L-アスパラギナーゼは急性リンパ性白血病の治療に用いられる．

トロンボ試験 Thrombotest (TT)

経口抗凝固薬（ワルファリンなど）の効果をモニターする目的に開発された検査で，ビタミン K 依存性の凝固因子であるプロトロンビン（第Ⅱ）・第Ⅶ・第Ⅸ・第Ⅹ因子の活性を総合的に評価する．血栓を予防する目的で経口抗凝固薬を服用するときには，トロンボ試験*の活性が 10 ～ 20％となるようにする．

基準値▶ 70 ～ 130%

異常値をとる疾患

- **低値**：経口抗凝固薬の服用，第Ⅱ・第Ⅶ・第Ⅸ・第Ⅹ因子の欠乏症，ビタミン K 欠乏症，重症肝障害

> **トロンボ試験**
> ワルファリンによる抗凝固療法の効果は，従来トロンボ試験でモニターされていたが，現在では PT の INR でモニターすることが一般的である．

3 血液生化学検査

血液生化学検査は，血清または血漿中の成分を化学的手法によって検査するもので，とくにたんぱく，糖，脂質，酵素，ホルモン，無機質などの測定が中心となる．臨床検査のなかでも項目数が多く，とくに栄養食事指導や栄養管理の際に患者の病態を把握するうえで大変参考になる．

1. たんぱく検査

血清たんぱくには，100 種類以上の成分がある．このうちアルブミン，免疫グロブリン，リポたんぱく，糖たんぱく，補体，凝固因子などが主で，このほかに酵素，ホルモンなどの微量物質が含まれる．血清たんぱくは，血漿膠質浸透圧の維持，各種物質の運搬，凝固線溶，防御免疫など種々の機能を営んでいる．

血清総たんぱく Total protein (TP)

たんぱくの多くは肝臓で合成され，異化は消化管・腎臓・呼吸器などの分泌液や排泄液中への漏出，肝細胞や食細胞などでの摂取と崩壊などによって行われる．血清総たんぱく濃度は，素材の供給，合成，異化，排泄などに左右される．血清総たんぱく濃度が低値になるのはアルブミンが低い場合が多く，低栄養，吸収不全，漏出，肝疾患による合成障害などが原因となる．血清総たんぱく濃度が高値である場合はグロブリンが高値のことが多く，グロブリンの過剰産生，脱水による濃縮などが原因となる．

基準値▶ 6.6 ～ 8.1 g/dL

異常値をとる疾患

- **低値**：漏出（熱傷，出血，ネフローゼ症候群，たんぱく喪失性胃腸症），栄養不良（栄養失調，低たんぱく食，妊娠高血圧症候群），肝疾患（肝硬変，肝癌，リン中毒），低または無 γ- グロブリン血症
- **高値**：血液濃縮（脱水，下痢，嘔吐），単クローン性高 γ- グロブリン血症（多発性骨髄腫，マクログロブリン血症，良性 M たんぱく血

血清アルブミン濃度の異常

血清アルブミン濃度が高値になるのは脱水による血液濃縮くらいで，それ以外で高値になることはほとんどない．

良性 M たんぱく血症

良性 M たんぱく血症（MGUS）は，多発性骨髄腫や原発性マクログロブリン血症などの悪性疾患でないにもかかわらず単クローン性の免疫グロブリンが検出されるもので，健常者でも高齢者などにみられることがある．ただし長期間の経過観察で多発性骨髄腫へ移行することもあり，慎重に経過を観察する．

症*），多クローン性高 γ-グロブリン血症（慢性肝炎，肝硬変，慢性感染症，自己免疫疾患）

血清アルブミン Serum albumin (Alb)

アルブミンは血清総たんぱくの約 50 ～ 70％を占める．肝臓で合成され，血漿浸透圧の維持，ビリルビンや甲状腺ホルモンなど各種物質の運搬などを行う．血清アルブミン検査は，栄養状態や肝障害の有無，程度を知るのに有用である．血清アルブミンは，低値が問題で，2.5 g/dL 以下になると**浮腫**が出現しやすくなる（**図 2-9**）．

基準値▶ 4.1 ～ 5.1 g/dL

異常値をとる疾患

- **低値**：摂取不良（低栄養，低たんぱく食，飢餓，吸収不良症候群），漏出（ネフローゼ症候群，たんぱく喪失性胃腸症），代謝亢進（クッシング症候群，甲状腺機能亢進症），合成低下（肝硬変）

■図 2-9　低アルブミン血症でみられる浮腫
（指で押すと圧痕が残る〈矢印〉）

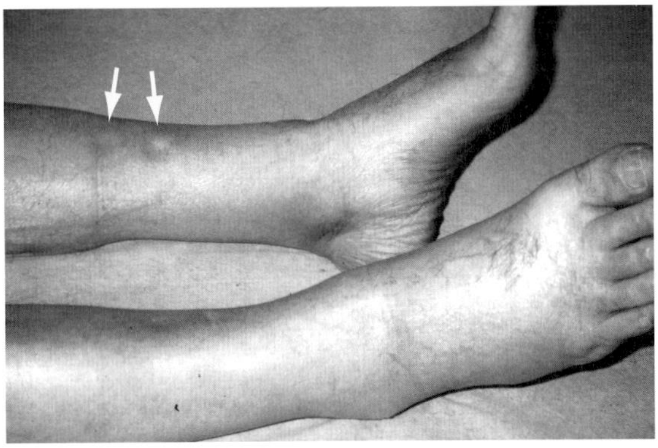

2. 糖検査

血中のブドウ糖濃度を**血糖**という．血糖は，食物の消化管での吸収，肝臓での糖新生とグリコーゲンの合成・分解，末梢組織での消費，腎臓からの排泄などの影響を受ける．これらの調節には，おもに内分泌系と自律神経系が関与している．**インスリン**と副交感神経は血糖値を下げ，グルカゴン，アドレナリン，甲状腺ホルモン，成長ホルモン，副腎皮質ホルモン，交感神経は血糖値を上げる．

血糖 Blood glucose

血糖検査は，糖代謝異常症および関連疾患の診断，鑑別診断，経過観察などに応用される．血糖検査が重要な代表的疾患は**糖尿病**で，血中と尿中のグルコース（ブドウ糖）を中心に検査する．脂質異常症などの代謝性疾患，肝疾患，膵疾患，腎疾患などでも血糖検査は重要である．

基準値▶空腹時：73 ～ 109 mg/dL

異常値をとる疾患

- **低値**：膵疾患（インスリノーマ），内分泌異常（下垂体機能不全，副腎機能低下症，甲状腺機能低下症），肝疾患（劇症肝炎，肝硬変，肝癌），その他（絶食，激しい運動，胃切除後，インスリン・経口糖尿病薬使用中）
- **高値**：糖尿病，膵疾患（急性膵炎，慢性膵炎，膵癌，ヘモクロマトーシス），内分泌異常（先端巨大症，クッシング症候群，褐色細胞腫，甲状腺機能亢進症，グルカゴノーマ），肝疾患（肝硬変，慢性肝炎，脂肪肝），その他（肥満，妊娠，低栄養，脂質異常症，脳血管障害，感染症，胃切除後，副腎皮質ステロイド薬服用）

低血糖

低血糖は生命維持にとって危険な状態であり，低血糖状態に陥らないように生体には幾重もの血糖上昇作用が備えられている．

ダンピング症候群の原因

胃切除手術を受けた人では，食後一過性に血糖値が上昇し，その後血糖値が降下することがある．こうした血糖の急速な変化がダンピング症候群の一因になる．

糖負荷試験 Glucose tolerance test (GTT)

75 g のブドウ糖を飲んで血糖値を測定し，糖代謝能を調べる検査である．耐糖能の異常を検出することにより，糖尿病の診断に有用である．

基準値および判定▶**表 2-6 参照**

糖負荷試験の禁忌

他の検査によってすでに糖尿病と判定された人にはあえて糖負荷試験を行う意味はなく，むしろ 1 型糖尿病などでは糖負荷試験によって高血糖発作を起こして危険な状態を招くことすらある．

糖化ヘモグロビン Glycohemoglobin (ヘモグロビンA1c Hemoglobin A1c, HbA1c) フルクトサミン Fructosamine 糖化アルブミン Glycated albumin

血液中のたんぱくは，ブドウ糖とシッフ結合した後ゆっくりと共有結合し，糖化たんぱくとなる．**糖化たんぱく**の産生はブドウ糖濃度が高いほど大きい．そこで，糖化たんぱくを測定すれば糖尿病患者での血糖コントロールの指標になる．

このうち糖化ヘモグロビンはヘモグロビン A に糖が結合したものである．ヘモグロビンの平均寿命が約 120 日なので，糖化ヘモグロビンは過去 1 ～ 2 か月の平均血糖値を反映する．

フルクトサミンは血漿たんぱくとブドウ糖が非酵素的に結合してできる還元性をもつ糖化たんぱく（ケトアミン）の総称で，糖化アルブミン

ヘモグロビン A1c

成人のヘモグロビン A はイオン交換樹脂で HbA1a, HbA1a2, HbA1b, HbA1c に分類される．HbA1c はブドウ糖が非酵素的に結合したもので，HbA1 の大部分を占める．HbA1c は血糖値に比例する．

■表 2-6　糖尿病の診断基準

型の区分と判定基準
①　早朝空腹時血糖値 126 mg/dL 以上 ②　75 g 経口ブドウ糖負荷試験で 2 時間値 200 mg/dL 以上 ③　随時血糖値 200 mg/dL 以上 ④　HbA1c が 6.5%以上 ⑤　早朝空腹時血糖値 110 mg/dL 未満 ⑥　75 g 経口ブドウ糖負荷試験で 2 時間値 140 mg/dL 未満
●①～④のいずれかの血糖値が確認された場合には「糖尿病型」と判定する．ただし，①～③のいずれかと④が確認された場合には，糖尿病と診断してよい． ●⑤および⑥の血糖値が確認された場合には「正常型」と判定する． ●上記の「糖尿病型」「正常型」いずれにも属さない場合は「境界型」と判定する．
糖尿病の診断
●別の日に行った検査で，「糖尿病型」が再確認できれば糖尿病と診断できる．ただし，初回検査と再検査の少なくとも一方で，必ず血糖値の基準を満たしていることが必要で，HbA1c のみの反復検査による診断は不可． ●血糖値が「糖尿病型」を示し，かつ次のいずれかが認められる場合は，初回検査だけでも糖尿病と判断できる． 1）口渇，多飲，多尿，体重減少などの糖尿病の典型的な症状． 2）確実な糖尿病網膜症． ●検査した血糖値や HbA1c が「糖尿病型」の判定基準以下であっても，過去に「糖尿病型」を示した資料（検査データ）がある場合や，上記 1），2）の存在の記録がある場合は，糖尿病の疑いをもって対応する．

（日本糖尿病学会編・著：糖尿病治療ガイド 2022-2023，文光堂，2022 をもとに作成）

はアルブミンとブドウ糖が結合してできる糖化たんぱくである．糖化されるたんぱくの半減期は 14 ～ 28 日なので，この 2 者は過去 1 ～ 2 週間の平均血糖値を反映する．

基準値▶ヘモグロビン A1c（HbA1c）：4.9 ～ 6.0%
フルクトサミン（FRA）：205 ～ 285 μmol/L
グリコアルブミン（GA）：12 ～ 16%

異常値をとる疾患

- **糖化たんぱくが高値：**糖尿病のコントロール不良
- **ヘモグロビン A1c が低値：**溶血性貧血（赤血球寿命の短縮による），異常ヘモグロビン血症

糖尿病患者の血糖コントロール目標

糖尿病患者での血糖コントロールの目標は〈p.83〉の表 3-1 を参照のこと．

1, 5-アンヒドログルシトール 1, 5-Anhydroglucitol（1, 5-AG）

1,5-AG はブドウ糖と似た構造をした物質で，体内では合成されず，もっぱら食物から摂取される．血清中の 1,5-AG は腎臓の糸球体で濾過されたのち尿細管で再吸収されるが，この再吸収はブドウ糖と競合する．そこで，糖尿病で糖の排泄が多いと尿細管での再吸収が妨げられ，尿中への 1,5-AG 排泄量が増加し，血中濃度が低下する．血清中の 1,5-AG 濃度は過去約 1 週間の血糖状態を反映する．

基準値▶ 14 μg/mL 以上

異常値をとる疾患

- **低値**：糖尿病のコントロール不良，腎性糖尿，慢性腎不全，長期間の中心静脈栄養，飢餓，妊娠

インスリン Insulin
Cペプチド C-peptide

膵臓ランゲルハンス島にあるB細胞（β細胞）でプレプロインスリンが合成され，リボソームで一部が切断されてプロインスリンとなる．これがゴルジ装置から分泌顆粒に移行する過程で**インスリン**と**Cペプチド**に分解される．血糖などの刺激を受けてインスリンが分泌されるときには同時に等モルのCペプチドも血中に分泌される．インスリンには血糖降下作用があるが，Cペプチドには生理活性がない．

基準値▶ インスリン（IRI）：空腹時 5 ～ 15 μU/mL
Cペプチド（CPR）：空腹時 0.6 ～ 1.8 ng/mL

異常値をとる疾患

- **低値**：糖尿病，膵癌，膵炎，副腎不全，下垂体機能不全
- **高値**：肥満，インスリノーマ，先端巨大症，クッシング症候群，甲状腺機能亢進症

3. 脂質検査

脂質は脂肪酸とエステルを形成し，生体で利用される．血液中のおもな脂質は，**トリグリセリド（TG）**，**コレステロール（Chol）**，リン脂質（PL），遊離脂肪酸（FFA）である．脂肪組織中の**中性脂肪**（大部分がトリグリセリド）は主要なエネルギー源で，コレステロールは胆汁酸やステロイドホルモンの原料になるほか，リン脂質とともに細胞膜の成分にもなる．

脂質は水に溶けないので，血液中ではたんぱく（アポリポたんぱく）と結合してリポたんぱくとなって循環する．遊離脂肪酸はアルブミンと結合して移動する．これらの脂質は，血清の 0.5 ～ 1.0％程度を占める．

血清脂質の濃度は，栄養状態に依存するが，糖尿病，甲状腺疾患，肝・胆道系疾患，腎不全などといった疾患や，経口避妊薬・降圧薬の服用，飲酒などによっても二次的に変化する．また，アポリポたんぱくや脂質代謝に関係する諸因子の異常によって生じる一次的な異常がある．

脂質異常症の治療の基本

脂質異常症の治療の基本は食事療法と運動療法で，適宜，薬物療法を追加する．ただし，甲状腺機能低下症などに続発する高脂血症では基礎疾患の治療を行うことが重要であり，この意味で原発性か続発性高脂血症かの鑑別をしておくことが必要になる．

総コレステロール Total cholesterol (T-Chol)

血中**総コレステロール**の約 2/3 はエステル型，1/3 は遊離型である．食物から摂取されたコレステロールはカイロミクロンとして運ばれ，中間体を作る．肝臓で合成されたコレステロールは，超低比重リポたんぱく（very low-density lipoprotein：VLDL）として血中に運び出され，代謝を受けて中間比重リポたんぱく（intermediate-density lipoprotein：IDL）となり，細胞膜にある LDL レセプターを介して細胞内に取り込まれる．

高コレステロール血症は動脈硬化症のリスクファクターであり，コレステロール値，とくに **LDL コレステロール**値の測定は健診には欠かせない．そのほか，肝・胆道系疾患，あるいは内分泌疾患の検査にも重要である．

基準値▶ 142 ～ 248 mg/dL

異常値をとる疾患

- **低値**：原発性（α-リポたんぱく欠損症，無 β-リポたんぱく血症），続発性（肝硬変，甲状腺機能亢進症，栄養障害）
- **高値**：原発性（家族性高コレステロール血症，複合型高コレステロール血症，特発性高コレステロール血症），続発性（甲状腺機能低下症，ネフローゼ症候群，クッシング症候群，糖尿病，閉塞性黄疸，脂肪肝，エストロゲン服用，副腎皮質ステロイド薬服用）

トリグリセリド Triglyceride (TG)

トリグリセリドの検査を行う際の注意点

血清中のトリグリセリド値は食事摂取の影響を受けやすい．このため検査を行う 12 時間前からは食事を摂らないように指導する．臨床検査では，中性脂肪がトリグリセリドと同義語として使われることも多い．

トリグリセリドはグリセリンに 3 分子の脂肪酸がエステル結合したもので，中性脂肪のほぼ 90％を占める．全身の脂肪組織の主成分で，生体のエネルギー貯蔵を司る．血中トリグリセリドには，食事に由来するカイロミクロンに含まれるものと，体内で合成されて VLDL に組み込まれて運搬されるものとがある．

基準値▶男性 40 ～ 234 mg/dL
女性 30 ～ 117 mg/dL

異常値をとる疾患

- **低値**：原発性（無 β-リポたんぱく血症），続発性（甲状腺機能亢進症，副腎不全，肝硬変，栄養障害）
- **高値**：原発性（家族性高リポたんぱく血症），続発性（高脂肪食，高エネルギー食，高炭水化物食，飲酒，糖尿病，肥満症，甲状腺機能低下症，クッシング症候群，閉塞性黄疸，急性膵炎，慢性膵炎，ネフローゼ症候群，腎不全）

リポたんぱく Lipoprotein (LP)

臨床検査で用いるアポリポたんぱく

アポリポたんぱくは十数種類があり，このうち臨床検査ではおもにＡⅠ，ＡⅡ，Ｂ，ＣⅡ，ＣⅢ，Ｅの6種類が測定される.

リポたんぱくは脂質とアポリポたんぱく複合体で，構成成分によって比重に差がでる．超遠心法で分離すると，カイロミクロン，VLDL（超低比重リポたんぱく），LDL（低比重リポたんぱく），HDL（高比重リポたんぱく）に分けられる．電気泳動法では，preβ，β，α-リポたんぱくに分けられ，それぞれVLDL，LDL，HDLに相当する.

基準値▶〔電気泳動法〕カイロミクロン：0.0～1.2%，α-リポたんぱく：16.3～43.0%，preβ-リポたんぱく：11.2～23.6%，β-リポたんぱく：40.1～55.8%

異常値をとる疾患

原発性高脂血症は，電気泳動法によってⅠ～Ⅴ型に分類することができる（表2-7）.

■表2-7　原発性高脂血症の病型分類

病型	血中に増加しているリポたんぱく	総コレステロール	トリグリセリド	疾患
I	カイロミクロン	↑	↑↑↑	LPL欠損症，アポCII欠損症，その他未分類のもの
IIa	LDL	↑	→	家族性高コレステロール血症
IIb	LDL＋VLDL	↑	↑	家族性多種リポたんぱく型高脂血症，多因子性高コレステロール血症，未分類のもの
III	β-(migrating) VLDL	↑	↑	家族性III型高脂血症
IV	VLDL	→～↑	↑	原発性高トリグリセリド血症，家族性多種リポたんぱく型高脂血症
V	カイロミクロン＋VLDL	↑↑	↑↑↑	原発性高トリグリセリド血症，未分類のもの

HDLコレステロール High density lipoprotein cholesterol (HDL-Chol)

HDL（高比重リポたんぱく）は，たんぱく50%，脂質50%から構成される．HDLには末梢から肝臓へコレステロールを輸送して異化させる作用があり，細胞内に蓄積したコレステロールを除去し，細胞内へのLDLの取り込みを抑制する．このため動脈硬化を予防する効果があり，HDLに結合しているコレステロール（**HDLコレステロール**：HDL-C）を俗に“善玉コレステロール”という.

基準値▶男性38～90 mg/dL
女性48～103 mg/dL

HDL 低値の場合の対処

HDL コレステロールが低値の場合，喫煙者には禁煙を指導し，適度な運動を励行するように指導する．

Non-HDL コレステロール

Non-HDL コレステロールとは，HDL コレステロール以外の動脈硬化を引き起こすすべてのコレステロールを含んだもので，動脈硬化のリスクを管理する指標とされている．基準値は 90 ～ 149mg/dL．

LDL コレステロールの計算法

LDL コレステロールは，かつては総コレステロール値－HDL コレステロール値－トリグリセリド/5 で計算していたが，今日では直接測定している．

LDL コレステロールの基準値

多数の健常者の測定値から求めた LDL コレステロールの基準値は 65 ～ 163 mg/dL となる．しかし，動脈硬化症を予防する観点からは LDL コレステロール値を 140 mg/dL 以下にすることが勧められる．

異常値をとる疾患

- **低値**：原発性（α-リポたんぱく欠損症，魚眼病，アポ A-I 欠損症，LCAT 欠損症），続発性（高リポたんぱく血症，虚血性心疾患，脳梗塞，腎不全，肝硬変，糖尿病，肥満症，喫煙，アンドロゲン薬服用）
- **高値**：原発性（家族性高 HDL コレステロール血症，コレステロールエステル転送たんぱく〈CETP〉欠損症），続発性（閉塞性肺疾患，原発性胆汁性肝硬変，アルコール摂取，エストロゲン薬服用，運動）

LDL コレステロール Low density lipoprotein cholesterol (LDL-Chol)

LDL が高値のときには酸化 LDL も多く，動脈硬化を促進する．このため，動脈硬化を予防する観点から，LDL に結合しているコレステロール（**LDL コレステロール**：LDL-C）を俗に“悪玉コレステロール”とよぶ．

基準値▶ 65 ～ 163 mg/dL

異常値をとる疾患

- **低値**：原発性（無 β-リポたんぱく血症，低 β-リポたんぱく血症），続発性（甲状腺機能亢進症，肝硬変）
- **高値**：原発性（高リポたんぱく血症Ⅱa・Ⅱb型），続発性（甲状腺機能低下症）

4. 肝・胆道機能検査

肝臓は人間の生体内でもっとも大きな臓器で，糖・たんぱく・脂質・ビタミン・無機質などの物質代謝のほか，胆汁酸の合成，ビリルビン代謝，アルコールや薬剤などの解毒，血液の貯留など，多くの重要な機能を司る．胆道系は，胆汁を排泄する役目を担っている．

肝臓は，ウイルス，アルコール，薬剤，自己免疫などによって細胞が傷害されたり，腫瘍が原発性に発生したり，他臓器の癌が転移してきたりする．胆道系は，胆石や腫瘍によって胆汁排泄機構に支障が生じる．これらのさまざまな病変により発生する肝・胆道系の各機能の異常を適宜把握できる検査項目があり（**表 2-8**），検査を組み合わせて肝・胆道系疾患の有無と程度の診断，原因の究明，予後の判定，治療方針の決定，経過観察などを行う．

■表 2-8　肝・胆道系の病態と各種検査との関係

病態	検査項目
肝細胞の傷害	逸脱酵素（AST，ALT，LD など）
胆汁排泄障害	ビリルビン，胆管酵素（ALP, γ-GT，LAP）
たんぱく合成能低下	アルブミン，ChE，プロトロンビン時間
糖代謝異常	血糖，GTT
脂質代謝異常	コレステロール
解毒機能の障害	アンモニア
排泄機能の障害	ICG
線維化	III型プロコラーゲンペプチド，IV型コラーゲン，MAO
間葉系の反応	血清たんぱく分画
肝炎ウイルス	HAV，HBV，HCV
腫瘍マーカー	AFP，PIVKA-II
形態変化	エコー，CT，MRI，肝シンチグラフィ，血管造影，腹腔鏡，肝生検

アスパラギン酸アミノトランスフェラーゼ Aspartate aminotransferase (AST)
（慣用：Glutamic-oxaloacetic transaminase：GOT）
アラニンアミノトランスフェラーゼ Alanine aminotransferase (ALT)
（慣用：Glutamic-pyruvic transaminase：GPT）

ASTの種類

ASTには細胞質に局在するs-ASTと，ミトコンドリアに局在するm-ASTがある．

AST（旧称：GOT）は，アスパラギン酸，2-オキソグルタル酸とグルタミン酸，オキサロ酢酸の間でアミノ基が転移するのを触媒する酵素で，心臓，肝臓，脳，骨格筋，腎臓などに含まれている．

ALT（旧称:GPT）はアラニン，2-オキソグルタル酸とグルタミン酸，ピルビン酸の間でのアミノ基の転移を触媒する酵素で，肝臓，腎臓などに存在する．ただし，ASTよりも少なく，もっとも多い肝臓でもASTの1/3ほどしかない．

ASTもALTも細胞内に存在し，炎症，腫瘍，外傷などで細胞が壊れると血中に漏れ出る．そこで，ASTやALTを測定すれば細胞の傷害を推測できる．こういった酵素を**逸脱酵素**とよび，細胞傷害の有無と程度を知るのに有意義である．

なお，ASTもALTも肝細胞傷害の指標になるが，ASTは心疾患や筋疾患でも高値になる．この場合，同時にALTを測定すれば，肝疾患との鑑別が可能である．

基準値▶ AST：13～30 U/L
ALT：男性 10～42 U/L，女性 7～23 U/L

異常値をとる疾患

- 低値：劇症肝炎
- 高値

  AST・ALT ともに高値：肝疾患（急性肝炎，慢性肝炎，肝硬変，肝癌，脂肪肝）（表 2-9）

  AST のみが高値：心筋梗塞，筋疾患，溶血性貧血

■表 2-9　AST と ALT に異常をきたす疾患の鑑別

疾患	AST		ALT	備考
肝疾患				
急性肝炎	↑↑↑	<	↑↑↑	ごく初期には AST > ALT
慢性肝炎	↑～↑↑	<	↑～↑↑	急性増悪期には AST > ALT
肝硬変	↑～↑↑	>	↑～↑↑	
肝癌	↑～↑↑	>	↑～↑↑	
脂肪肝	↑～↑↑	<	↑～↑↑	
アルコール性肝障害	↑～↑↑↑	>	↑～↑↑	
心疾患				
心筋梗塞	↑～↑↑	>	→～↑	クレアチンキナーゼ（CK）↑↑
筋疾患				
多発性筋炎	↑～↑↑	>	→	CK ↑↑
溶血性貧血	↑～↑↑	>	→	LD ↑↑

乳酸脱水素酵素 Lactate dehydrogenase (LD, LDH)

LD は解糖系の最終段階でピルビン酸と乳酸との変換を触媒する酵素で，エネルギー産生に重要である．体内のほとんどの組織に分布し，とくに心臓，肝臓，腎臓，骨格筋，血球に多い．このため，肝炎，心筋梗塞，癌，肺梗塞など，組織傷害を起こす疾患で高値になる．

基準値▶ 124 ～ 222 U/L

異常値をとる疾患

- 低値：遺伝性の酵素異常
- 高値：肝疾患（急性肝炎，慢性肝炎，肝細胞癌，胆管細胞癌），心疾患（心筋梗塞，うっ血性心不全），悪性腫瘍（悪性リンパ腫など），筋疾患（多発性筋炎，筋ジストロフィー），血液疾患（白血病，悪性貧血，溶血性貧血），その他（肺梗塞，脳血管障害，妊娠）

LD のアイソザイム

LD には 5 種類のアイソザイム（同じ反応を触媒するが，分子構造の異なる酵素たんぱく質）がある．LD が高値の場合にはアイソザイムを測定し，ある程度の鑑別をつけることができる．たとえば LD1, 2 型が優位の場合は心筋梗塞，悪性貧血，溶血性貧血を，LD2, 3 型が優位のときは進行性筋ジストロフィー，白血病，悪性リンパ腫を，LD5 型優位のときには急性肝炎，慢性活動性肝炎，肝細胞癌，卵巣癌などを考える．

ビリルビン Bilirubin (Bil)

血中ビリルビンは，老朽化した赤血球が脾臓などで崩壊したときに遊離するヘモグロビンに由来する．ヘモグロビンは化学変化を受けて**間接（非抱合型）ビリルビン**になる．これは水に溶けにくいのでアルブミンと結合して肝臓に運ばれ，肝細胞内でグルクロン酸抱合を受けて水溶性の**直接（抱合型）ビリルビン**になる．

直接ビリルビンは胆汁酸，レシチンなどと結合して胆汁を形成し，肝臓から胆管，胆嚢を経て十二指腸に排出される．そして，腸管で腸内細菌の作用でウロビリノゲンとなって，大便中に排泄される（図 2-10）.

ウロビリノゲンの一部は腸管から再吸収されて血中に戻り，再び肝臓で利用される（腸肝循環）か，腎臓から尿中に排泄される.

ビリルビンが作られて排泄されるまでのいずれかに異常があると血中ビリルビンが高値となり，皮膚や粘膜が黄色くなって**黄疸**になる.

基準値▶総ビリルビン（T-Bil）：0.4 ～ 1.5 mg/dL
直接ビリルビン（D-Bil）：0.0 ～ 0.2 mg/dL

異常値をとる疾患

● 高値：黄疸（表 2-10）

黄疸があって Bil 高値の場合の対処

黄疸があって血清ビリルビン値が高値の場合には，直接ビリルビンと間接ビリルビンのいずれが優位であるかを検査して原因疾患を鑑別する.

■図 2-10　ビリルビンの生成・排泄と黄疸

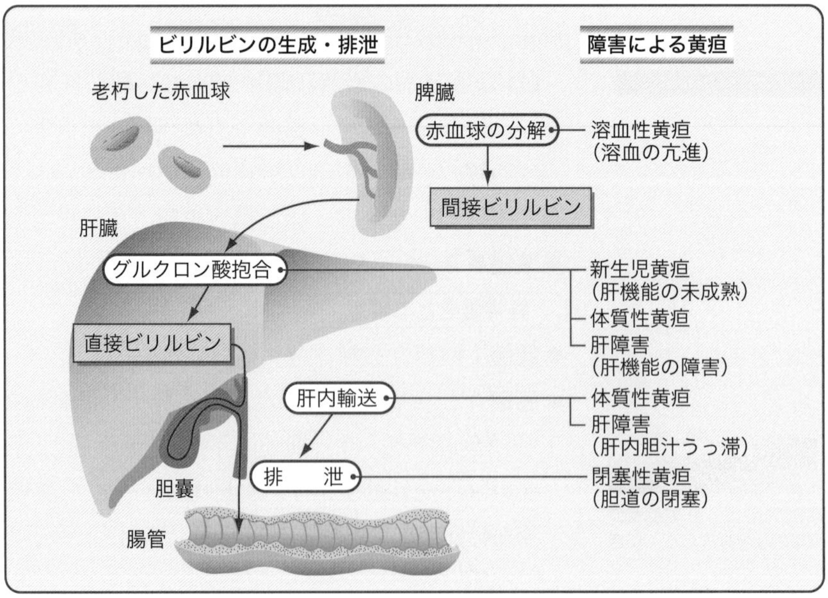

■表 2-10　黄疸をきたす疾患の分類

上昇するビリルビン	分類	疾患
間接ビリルビン	溶血性黄疸	先天性・後天性溶血性黄疸
	新生児黄疸	
	重症肝障害	肝硬変，劇症肝炎
	体質性黄疸	クリグラー・ナジャール症候群，ジルベール症候群
直接ビリルビン	肝細胞傷害	急性肝炎，慢性肝炎，肝硬変，肝癌
	胆汁うっ滞	肝内胆汁うっ滞，閉塞性黄疸
	体質性黄疸	ローター症候群，デュビン・ジョンソン症候群

アルカリホスファターゼ Alkaline phosphatase (ALP)

ALP は有機リン酸エステルを加水分解する酵素で，骨，肝臓，腎臓，腸管，乳腺，胎盤などに分布する．胆汁を介して肝臓から排出されるので，胆汁の**流出障害**を検出するのに重要である．このため，**胆管系酵素**とか**閉塞性酵素**などとよばれることがある．ほかにも骨の新生状態や胎盤機能の評価にも役立つ．なお，骨形成が活発な小児では ALP は高値になる．

胆汁の流出障害を検出するための検査

胆汁の流出障害を検出するには ALP のほか，LAP（ロイシンアミノペプチダーゼ），γ-GT も有用である．この 3 者を胆管系酵素とか，閉塞性酵素などとよぶこともある．

基準値▶ 106 ～ 322 U/L

異常値をとる疾患

- **低値**：先天性（遺伝性低 ALP 血症），その他（クレチン病，壊血病，慢性腎臓病）
- **高値**：肝・胆道疾患（閉塞性黄疸，胆管炎，肝内腫瘤，脂肪肝），骨疾患（くる病，ページェット病，骨腫瘍），その他（妊娠，甲状腺機能亢進症，ALP 産生腫瘍）

γ-グルタミルトランスペプチダーゼ γ-Glutamyl transpeptidase (γ-GT, γ-GTP)

γ-GT は細胞内にあるペプチドのグルタチオンを分解・合成する際に作用する酵素で，腎臓・肝臓・膵臓・前立腺などに存在する．肝・胆道系の閉塞による**流出障害**で高値となり，胆管系酵素の一つである．また，過度の飲酒でも高値となり，**アルコール性肝障害**の診断に有用である．

γ-GT が高値の場合の原因

健診などで γ-GT が高値になる人は多い．とくに自覚症状や他の検査で異常がない場合には，アルコール摂取に伴うものか，脂肪肝が原因であることが多い．

基準値▶男性 13 ～ 64 U/L
女性 9 ～ 32 U/L

異常値をとる疾患

- **低値**：先天性低 γ-GT 欠損症
- **高値**：胆汁うっ滞（肝内胆汁うっ滞，肝外胆管閉塞），びまん性肝疾患（急性肝炎，慢性肝炎，アルコール性肝障害，薬物性肝障害），限

局性肝疾患（肝細胞癌，転移性肝癌），その他（心筋梗塞，糖尿病，甲状腺機能亢進症，常習飲酒，睡眠薬・向精神薬服用）

コリンエステラーゼ Cholinesterase (ChE)

コリンエステラーゼを測定する際の注意点

酵素の測定では使用する基質や測定法でかなり差異があり，単位の異なる場合も少なくない．コリンエステラーゼは施設によってかなり測定値に相違があるので注意が必要である．

ChE はコリンエステルをコリンと有機酸に加水分解する酵素で，肝臓・膵臓・血液・筋肉・神経などに分布する．肝臓で合成されるので，肝細胞の**合成機能**を評価するのに有用な検査である．肝実質機能を判定することができ，肝疾患の重症度と相関する．また脂質代謝とも関連し，高コレステロール血症で高値になる．

基準値▶男性 240～486 U/L
女性 201～421 U/L

異常値をとる疾患

- **低値**：肝疾患（肝硬変，劇症肝炎，慢性肝炎，肝癌），栄養障害（栄養不良，慢性消耗性疾患），中毒（有機リン剤，サリン），遺伝性 ChE 欠損症
- **高値**：脂質代謝異常（脂肪肝，肥満，ネフローゼ症候群，糖尿病，高コレステロール血症），先天性高 ChE 血症

インドシアニングリーン試験 Indocyanine green (ICG) 検査

静脈注射した ICG（緑色の色素）は，アルブミンと結合して肝細胞に取り込まれ，代謝されずにそのままの形で胆汁中に排泄される．そこで，ICG を静脈注射した後に血中に残っている ICG を測定すれば，肝細胞の異物摂取能，排泄機能，肝血流量を評価することができる．

基準値▶ 15 分停滞率：10%以下
血中消失率：0.168～0.206
最大除去率：3.18±1.62 mg/kg/分

異常値をとる疾患

- **15 分停滞率の上昇**：肝疾患（肝硬変，慢性肝炎，急性肝炎，体質性黄疸），体質性 ICG 排泄異常症

アンモニア Ammonia (NH_3)

アンモニアは生体内でアミノ酸が分解して生じるものと，腸管内で細菌によって窒素化合物から産生されるものがある．生成されたアンモニアは有害であるため，肝臓で尿素サイクルによって無害な**尿素**に変換され，腎臓から排泄される．肝臓でのアンモニア処理能が低下する肝疾患

や，尿素サイクルの先天的異常などを検出するのに有用である．とくに重症肝疾患における肝性脳症ではアンモニア測定が重要である．

基準値▶直接比色法：30 ～ 86 μg/dL
酵素法：12 ～ 66 μg/dL

異常値をとる疾患

- **低値**：低たんぱく食
- **高値**：重症肝疾患（劇症肝炎，重症肝硬変，進行性肝癌），門脈—体循環シャント（肝硬変，特発性門脈圧亢進症），先天性（尿素サイクル酵素欠損症，アミノ酸代謝異常症），その他（尿毒症，ショック，消化管出血）

肝性脳症

劇症肝炎や重症肝硬変などでアンモニアが高値になると意識障害が現れる，これは肝性脳症とよばれ，重症になると昏睡に陥り，危険である．

5. 膵機能検査

膵臓には，アミラーゼ，トリプシン，リパーゼなど種々の**消化酵素**を分泌する外分泌腺と，インスリン，グルカゴン，ソマトスタチンなどの**ホルモン**を分泌する内分泌腺としての機能がある．

膵液は膵管を通じて十二指腸乳頭部から小腸に分泌される．膵液は1日におよそ1,000 ～ 1,500 mL分泌される．重炭酸塩を多量に含み，胃液を中和して小腸内のpHを8.0以上のアルカリ性に変えて消化しやすくする．

膵炎などで膵臓の機能が障害されると，膵液の十二指腸への排出が減少し，一方では消化酵素が血中に逸脱する．このため，血中もしくは尿中の酵素を測定すれば膵疾患を診断できる．また，内分泌腺としての機能が障害されれば，インスリンなどの分泌が減少し，糖尿病になる．

膵疾患の診断には，アミラーゼなどの酵素の測定，内分泌機能として糖検査，膵液検査，エコー検査，内視鏡検査，CT検査，MRI検査，ERCP検査（内視鏡的逆行性胆管膵管造影）などの画像診断が行われる．さらに膵癌の診断には腫瘍マーカーが検査される．

アミラーゼ Amylase（AMY）

アミラーゼはデンプンやグリコーゲンなど多糖類を加水分解し，グルコース，マルトース，デキストリンを生成する酵素である．おもに**膵臓**と**唾液腺**で産生され，肝臓，肺，小腸，卵巣などにも活性がある．膵炎などの膵疾患や，唾液腺疾患では血中にアミラーゼが漏出して高値となる．

検査では，血清中と尿中の濃度を測定する．膵臓由来と唾液腺由来のアミラーゼを鑑別するには，アイソザイムを調べる．膵臓由来のアミラーゼはＰ型，唾液腺由来のアミラーゼはＳ型であり，どちらが有意に高値であるかによって区別できる．

基準値▶血清アミラーゼ：44 ～ 132 U/L
尿中アミラーゼ：55 ～ 547 U/L

異常値をとる疾患

- **血清，尿アミラーゼともに低値：**慢性膵炎末期，膵癌末期，肝硬変
- **血清，尿アミラーゼともに高値：**膵疾患（急性膵炎，慢性膵炎急性増悪期，膵癌，膵嚢胞），腸管疾患（腸閉塞，胃・十二指腸穿孔），唾液腺疾患（流行性耳下腺炎），その他（肺癌，卵巣癌，大腸癌）
- **血清アミラーゼのみ高値：**アミラーゼ排泄障害（腎不全），巨大アミラーゼ分子（マクロアミラーゼ血症*）

流行性耳下腺炎と検査値

流行性耳下腺炎（いわゆるおたふく風邪）ではS型アミラーゼが高値になる．

マクロアミラーゼ血症

アミラーゼに免疫グロブリン（とくに IgA）が結合すると，分子量が大きくなって腎糸球体から濾過されず，血清アミラーゼが高値になる．このような状態をマクロアミラーゼ血症といい，心配する必要のないことが多い．

リパーゼ Lipase

リパーゼは中性脂肪を脂肪酸とグリセリンに加水分解する酵素で，膵臓から分泌される．唾液腺からは分泌されないので，アミラーゼと組み合わせて検査すれば，膵疾患か唾液腺疾患であるかの鑑別診断ができる．

基準値▶ 11 ～ 53 U/L

異常値をとる疾患

- **低値：**膵機能の荒廃（慢性膵炎末期，膵癌末期）
- **高値：**膵疾患（急性膵炎，慢性膵炎，膵癌，膵嚢胞，膵外傷），その他（消化管穿孔，腸閉塞）

6. 腎機能検査

腎臓は，水分・代謝終末産物・電解質・異物の排泄，血液浸透圧・体液量・酸塩基平衡の調節，血圧維持，ビタミン D の活性化，エリスロポエチンの産生など，数多くの重要な機能を司っている．

腎臓は腎炎など腎臓自体の疾患だけでなく，糖尿病・膠原病・高血圧症などの全身性疾患によって二次的に傷害されたり，薬物の副作用によって腎臓傷害が起きることもある．このため，腎機能を検査することは，腎疾患はもちろん，全身性疾患の診療においても重要である．

腎機能の検査は，尿検査と血液生化学検査が中心になる．腎臓からの物質の排泄は，糸球体での濾過，尿細管での再吸収と分泌というプロセスを経て行われる．そうした機能を反映し，糸球体，尿細管，腎血流，腎・尿路系などをそれぞれ評価する検査項目がある（**表 2-11**）．また，腎の形態学的な変化をみるための画像検査，確定診断としての腎生検による病理組織検査なども行われる．

■表 2-11　部位別での腎機能を評価するおもな検査

部位	検査項目
糸球体	尿検査，UN，クレアチニン，クレアチニンクリアランス，血中 β_2-ミクログロブリン
近位尿細管	尿中 β_2-ミクログロブリン，尿中 NAG，PSP 試験
遠位尿細管	尿量，尿比重，尿 pH，尿濃縮試験，尿希釈試験
血管系	血圧，眼底検査，PSP 試験，レノグラム，PAH クリアランス
腎・尿路系	尿検査，尿細胞診，細菌培養，腎盂造影
画像検査	腹部単純 X 線撮影，腎盂尿管造影，エコー検査，CT 検査，MRI 検査，レノグラム
病理組織検査	腎生検

(血中) 尿素窒素 (Blood) urea nitrogen (UN, BUN)

組織および食物中のたんぱくに由来するアミノ酸は生体内の酵素もしくは腸内細菌の作用を受けて分解される．アンモニアは有害なので肝臓の尿素サイクルで尿素に合成され，腎糸球体から濾過されて排泄される．なお，尿素の一部は尿細管で再吸収される．**尿素窒素**（UN，BUN）を測定すれば，腎糸球体の濾過能，あるいは腎尿細管での再吸収量を検査できる．ただし，たんぱく摂取量や組織崩壊によるたんぱく異化亢進にも影響される．

UN とクレアチニン値との関係

UN とクレアチニン値は約 10：1 で，腎機能障害時には両者がほぼ並行して高値になる．もしも UN が高値でクレアチニン値は基準値なら，脱水，消化管出血，副腎皮質ステロイド薬服用，高たんぱく食などを考える．

基準値▶ 8～20 mg/dL

異常値をとる疾患

- **低値**：たんぱく摂取不足，肝不全，妊娠，たんぱく同化ホルモン使用
- **高値**：腎糸球体濾過障害（腎不全），尿細管再吸収増加（脱水），尿素の産生増加（高たんぱく食，消化管出血，発熱，感染症，手術，甲状腺機能亢進症，副腎皮質ステロイド薬使用）

クレアチニン Creatinine (Cr)

クレアチニンは筋肉内でクレアチンとクレアチンリン酸から産生され，血中に出て腎糸球体で濾過され，排泄される．尿細管では，再吸収も分泌もほとんどされない．そこで血清クレアチニン濃度は糸球体濾過能と相関する．食事や尿量の影響を受けにくいので，腎機能障害の指標としてきわめて有用である．

基準値▶男性 0.65～1.07 mg/dL
女性 0.46～0.79 mg/dL

異常値をとる疾患

- **低値**：筋疾患（筋ジストロフィー，多発性筋炎）
- **高値**：腎糸球体濾過能低下（糸球体腎炎，間質性腎炎，腎不全，尿管閉塞），筋肉増量（先端巨大症），その他（甲状腺機能亢進症）

クレアチニンクリアランス Creatinine clearance (Ccr)

腎糸球体の濾過能は腎機能としてきわめて重要であり，**糸球体濾過量***（glomerular filtration rate：GFR）を測定することが必要である．簡便にGFRを知る方法としてクレアチニンクリアランスが利用される．クレアチニンクリアランスは，1日の尿中へのクレアチニンの排泄量を血清クレアチニン濃度で除して求める．体格によって変動があるので，体表面積*で補正する．

クレアチニンクリアランス＝〔尿中クレアチニン濃度（mg/dL）× 尿量（mL/分）÷ 血清クレアチニン濃度（mg/dL）〕×〔1.73（標準体表面積）÷ 被検者の体表面積（m^2）〕

基準値▶ 91～130 mL/分/1.73 m^2

異常値をとる疾患

- **低値**：腎疾患（糸球体腎炎，糖尿病性腎症，ループス腎炎，腎硬化症，嚢胞腎），尿路閉塞（尿路結石，尿路腫瘍，前立腺肥大，神経因性膀胱），その他（心不全，肝不全，脱水，ショック）

クレアチニンに影響を与える因子

クレアチニンは筋肉内で産生されるので，腎機能のほか，筋肉量の影響を受ける．

腎臓の糸球体濾過量（GFR）の測定

腎臓の糸球体濾過量（GFR）を正確に知るには，イヌリンやチオ硫酸ナトリウムなど体内で分解を受けずに腎糸球体から自由に排泄される物質を負荷してクリアランスを測定するのが望ましい．しかし，実際には，簡便さ，また体内に存在する物質を利用する観点からクレアチニンクリアランスを測定してGFRに近似することが行われる．

糸球体濾過量の計算方法

糸球体濾過量の検査は複雑なため，通常の診療ではクレアチニンの値からおおよその糸球体濾過量（推算糸球体濾過量 estimated GFR；eGFR）を計算する．$eGFR = 194 \times Cr^{-1.094} \times$ 年齢$^{-0.287}$（18歳以上の男性）．（女性は×0.739とする）

体表面積

従来は標準体表面積を1.48 m^2としてきた．しかし，日本人の体格が向上するにつれ，国際的な標準体表面積として1.73 m^2を用いることが推奨されるようになった．

シスタチン C Cystatin C (Cys-C)

シスタチン C の逆数

シスタチン C の逆数は GFR とほぼ比例し，シスタチン C はクレアチニンクリアランスに代わる腎機能の指標と考えられる．

シスタチン C は分子量 13 kDa の低分子たんぱくで，腎糸球体から濾過された後，近位尿細管でほぼすべてが再吸収される．このことから，糸球体濾過量（GFR）を判定するマーカーとなる．クレアチニンが筋肉量の影響を受け，β_2-ミクログロブリンが悪性腫瘍の影響を受けるのに対し，シスタチン C は年齢，性別，体格，炎症の有無などの腎前性の影響をほとんど受けず，早期に腎機能障害を検出できる．

基準値▶ 0.53 ～ 0.95 mg/dL

異常値をとる疾患

- **低値**：甲状腺機能低下症
- **高値**：腎糸球体濾過能低下（糸球体腎炎，間質性腎炎，腎不全），その他（甲状腺機能亢進症，副腎皮質ステロイド薬治療）

β_2-ミクログロブリン β_2-microglobulin (β_2 MG)

β_2-ミクログロブリン

β_2-ミクログロブリンは主要組織適合抗原である HLA クラス I 抗原の L 鎖で，全身の有核細胞膜に存在している．

β_2-ミクログロブリン*（β_2 MG）はすべての有核細胞膜に存在する分子量が約 11,800 のたんぱくで，低分子のため腎糸球体基底膜を簡単に通過するが，ほとんどが尿細管で再吸収されて異化される．血清 β_2 MG の増加は腎糸球体傷害による糸球体濾過率の低下を，尿中 β_2 MG の増加は近位尿細管傷害による再吸収能の低下を意味する．腎糸球体と尿細管の両者に傷害があるか，悪性腫瘍で β_2 MG の産生が亢進していれば，血清，尿中の β_2 MG がともに増加する．

基準値▶ 血清：2 mg/L 以下
尿：200 μg/L 未満

異常値をとる疾患

- **血清 β_2 MG が高値**：腎糸球体傷害（糸球体腎炎，ネフローゼ症候群，ループス腎炎，腎硬化症），産生亢進・異化低下（多発性骨髄腫，白血病，胃癌，大腸癌，自己免疫疾患，肝疾患，感染症）
- **尿 β_2 MG が高値**：尿細管傷害（先天性腎傷害，痛風腎，糖尿病性腎症，急性尿細管壊死，重金属・抗菌薬による腎毒性）
- **血清，尿 β_2 MG がともに高値**：腎糸球体と尿細管の傷害（慢性腎炎，慢性腎不全，糖尿病性腎症），産生亢進・異化低下（悪性腫瘍，自己免疫疾患，肝疾患，感染症）

7. 尿酸 Uric acid (UA)

尿酸ナトリウムの飽和溶解度

血清中での尿酸ナトリウムの飽和溶解度は6.8 mg/dLで，この濃度を超えると尿酸結晶が析出する可能性がある．

痛風発作

痛風は，関節腔内に析出した尿酸結晶を白血球が貪食した際に放出される化学物質によって炎症反応が起きる病態である．痛風発作は第1中足趾節関節に起きることが多く，発赤，腫脹，激痛が特徴的である．

尿酸は，食物に含まれる核たんぱくと，体細胞の核たんぱくに由来するプリン体が分解されて最終代謝産物として合成される（図2-11）．尿酸の産生は，体内でのプリン体の生合成亢進，細胞の崩壊亢進による核酸分解増加，プリン体を含む食品の過剰摂取などにより増加する．産生が増加したり，腎臓からの排泄が障害されていれば血清尿酸値が上昇する．血清尿酸値が増加し，過飽和状態（通常9 mg/dL以上）になると痛風発作*を起こしやすくなる（図2-12）．

基準値▶男性 3.7 ～ 7.8 mg/dL
女性 2.6 ～ 5.5 mg/dL

■図2-11　尿酸の代謝

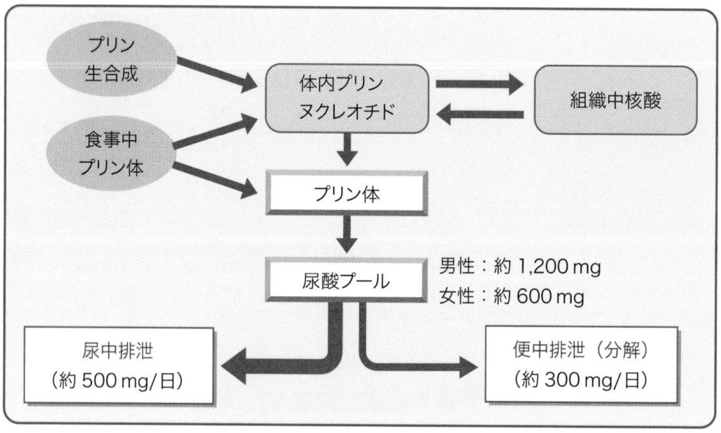

■図2-12　痛風発作（左足の矢印部分）

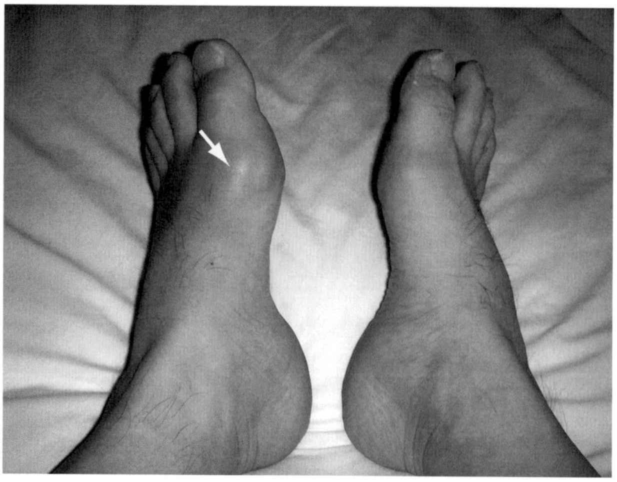

異常値をとる疾患

- **低値**：生成低下（肝不全，キサンチン尿症，PRPP 合成酵素欠損症，PNP 欠損症），排泄亢進（ウイルソン病，ファンコニ症候群，重金属中毒）
- **高値**：生成亢進（産生過剰型痛風，PRPP 合成酵素異常症，レッシュ・ナイハン症候群，多発性骨髄腫，白血病，アルコール多飲），排泄低下（排泄低下型痛風，腎不全，脱水，糖尿病性ケトアシドーシス，利尿薬服用）

尿酸代謝の性差

尿酸代謝は女性ホルモンの影響を受けるので，一般に女性の方が低値を示す．

8. 電解質検査

体液は，体重の約 40％の**細胞内液**と，約 20％の**細胞外液**に分けられる．細胞外液は，さらに体重の約 15％を占める**組織間液**と，約 5％の**血漿**に分けられる．体液には種々の**電解質**が含まれ，細胞内液には主として K^+, HPO_4^{2-}が，細胞外液には主として Na^+, Cl^-, HCO_3^-が含まれる（図 2-13）．これらの電解質は生体活動をスムーズに営むうえで重要であり，ホルモン，自律神経系，血管作動物質，呼吸器での酸塩基平衡調節などによって比較的狭い範囲に維持されている．

電解質の異常は，これらの調節能を超える過剰摂取や腎臓からの排泄

■図 2-13　体液中の電解質組成

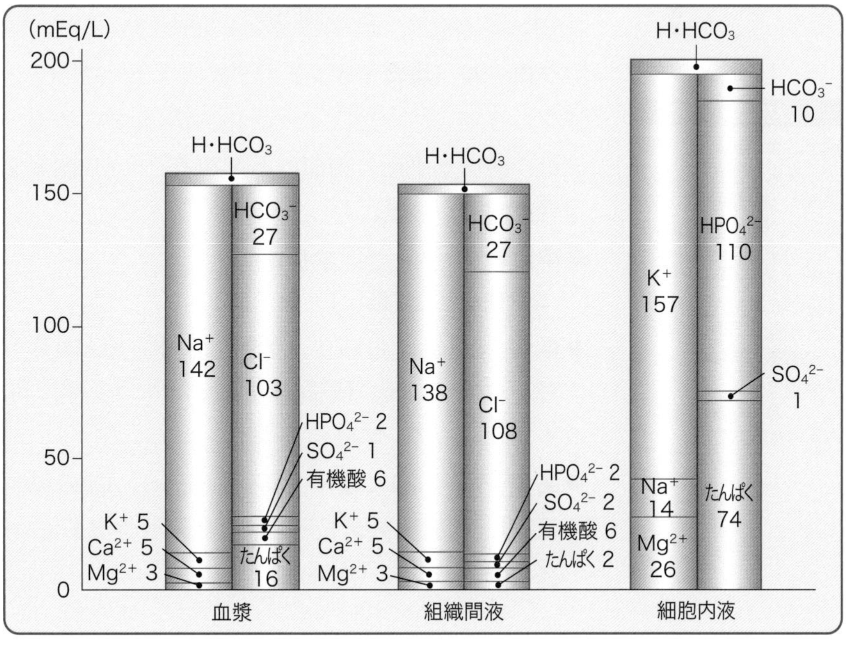

障害などで起こる．このため，腎疾患，内分泌疾患，代謝疾患，消化器疾患，循環器疾患などで電解質を測定することが重要となる．また，輸液による体液管理，利尿薬やジギタリスの投与時にも電解質を検査することが欠かせない．

ナトリウム Sodium (Na)

ナトリウム（Na）は，細胞外液中の陽イオンの約90%を占め，水の分布，浸透圧の調節，酸塩基平衡の維持などに関わっている．水・電解質代謝の失調をきたすような場合でNaの測定が必要である．

基準値▶ 138 ～ 145 mmol/L

異常値をとる疾患

- **低値**：腎臓からのNa喪失（アジソン病，利尿薬投与），腎臓以外からのNa喪失（下痢，嘔吐），摂取の低下（栄養不足），水分過剰（うっ血性心不全，肝硬変，ネフローゼ症候群，腎不全），ホルモン分泌異常（抗利尿ホルモン分泌異常症候群〈SIADH*〉），偽性低Na血症（脂質異常症，高たんぱく血症）
- **高値**：水摂取不足（意識障害，口渇中枢障害），腎臓からの水喪失（尿崩症，浸透圧利尿），腎臓以外からの水喪失（下痢，嘔吐，発汗），Na過剰（原発性アルドステロン症，クッシング症候群，大量の高張液輸液）

SIADH

SIADHは，抗利尿ホルモンが正常分泌調節機序を逸脱して分泌される病態で，低ナトリウム血症と細胞外液量の増加を起こす．肺炎や中枢神経疾患などによって内因性ADH分泌が亢進するものと，ADH産生腫瘍によってADHが異所性に分泌されるものとがある．

クロール Chlorine (Cl)

クロール（塩素イオン）はNaとともにNaClとして大部分が細胞外液中に存在し，血漿陰イオンの約70%を占める．水分平衡，浸透圧の調節，酸塩基平衡の調節などを司る．Na代謝異常，酸塩基平衡異常の場合に測定が必要になる．

基準値▶ 101 ～ 108 mmol/L

異常値をとる疾患

- **低値**：Na低下に随伴（低張性脱水，SIADH），胃液の喪失（嘔吐），腎からのCl喪失（原発性アルドステロン症，利尿薬投与），代謝性アルカローシス，呼吸性アシドーシス
- **高値**：Na増加に随伴（高張性脱水），Clの過剰投与（高張食塩水の輸液），代謝性アシドーシス（尿細管性アシドーシス，下痢），呼吸性アルカローシス（過呼吸）

脱水の種類と治療

脱水には，Naに比べて水分の喪失が大きい水欠乏性脱水（高張性脱水）と，水に比べてNaが多く失われるNa欠乏性脱水（低張性脱水），さらに水とNaが同じ割合で失われる混合性脱水（等張性脱水）とがある．脱水症を治療する場合には，病態を確認して適切な水と電解質の補給が重要である．

カリウム Potassium (K)

カリウム（K）は細胞内に多く存在し，細胞内酵素の活性化，神経・筋肉の興奮・伝導・収縮などに重要な役割を演じている．血清カリウムの異常は細胞膜の機能に支障をきたし，神経・筋の活動に障害が出て，不整脈，筋力低下，感覚異常，麻痺性イレウスなどを起こす．

基準値▶ 3.6 ～ 4.8 mmol/L

異常値をとる疾患

- **低値：** K 摂取不足（飢餓，神経性食欲不振症），K 喪失の増加（利尿薬投与，原発性アルドステロン症，尿細管性アシドーシス，下痢，嘔吐，熱傷），細胞内への K 移動の増加（アルカローシス，インスリン注射，低 K 血症性周期性四肢麻痺）
- **高値：** K 負荷の増加（K の過剰摂取，輸液），K 排泄の低下（腎不全，アジソン病，K 保持性利尿薬投与），細胞内からの移行（アシドーシス，インスリン欠乏，高 K 血症性周期性四肢麻痺，組織破壊），偽性高 K 血症（溶血，血小板増加症，白血球増加症）

低K血症の心電図

低K血症では心電図でU波の明瞭化，QT時間の延長，T波の平低化などがみられる．高K血症では心電図でテント状T波が現れる．いずれも高度になると心室性頻拍などの重篤な不整脈が出て危険な状態になる．

見かけ上のカリウム高値

カリウムは細胞内に多い．このため採血した後に全血のままで冷蔵庫内で長期間保存していたりすると，赤血球からカリウムが血清中に漏れ出てくる．その結果，見かけ上カリウムが高値になるので注意する．

カルシウム Calcium (Ca)

カルシウムの約 99％は骨の中にある．カルシウムは骨の構成成分であるほか，酵素の活性化，血液凝固，筋肉の収縮，神経刺激伝導，ホルモン分泌などに重要な役割を果たす．血清カルシウムは骨から血中への移行，腸管からの吸収，腎臓での排泄などに左右され，それらは**副甲状腺ホルモン**（parathyroid hormone：PTH）と**ビタミン** D_3 などの調節を受ける（図 2-14）．

基準値▶ 8.8 ～ 10.1 mg/dL

異常値をとる疾患

- **低値：** 副甲状腺機能低下症，慢性腎臓病，ビタミン D 欠乏症，偽性低カルシウム血症（低たんぱく血症）
- **高値：** 副甲状腺機能亢進症，甲状腺機能亢進症，悪性腫瘍（多発性骨髄腫，乳癌，肺癌），ビタミン D 過剰症，急性腎不全

低アルブミン血症に対する補正

血中カルシウムの約半数はアルブミンと結合している．このため血清アルブミンが低値の場合には見かけ上カルシウムが低値となる．低アルブミン血症がある場合には，患者 Ca ＋(4.0 － 患者アルブミン値）で補正する．補正式の 4.0 はアルブミンの基準値を示す．

リン，無機リン Phosphorus (P), Inorganic phosphorus (IP)

リンの 80 ～ 85％は骨の中にあり，骨の構成成分となっている．リンはこのほか，エネルギー代謝，糖代謝，たんぱく質リン酸化，酸塩基平衡などに重要な役割を果たす．血清リン濃度は，腸管からの吸収，骨からの移動，体内利用，腎臓からの排泄などで調節される．**副甲状腺ホ**

■図 2-14　血清カルシウムの調節

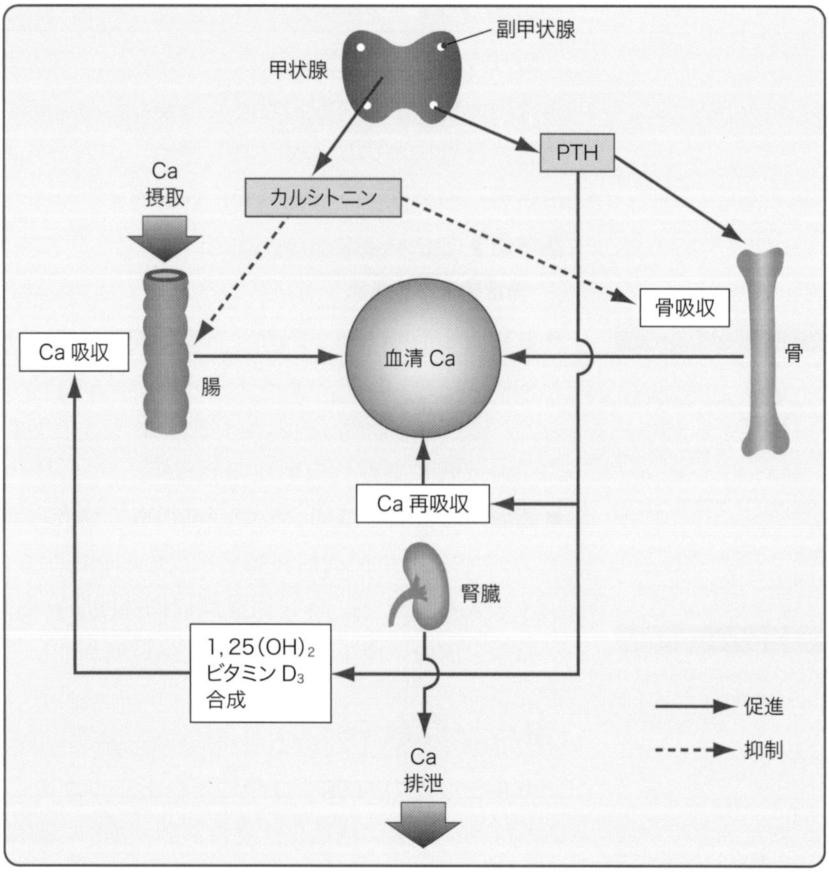

ルモン（PTH）は尿中へのリンの排泄を促進し，カルシウムとリンの溶解積を一定に保つ作用がある．

基準値▶ 2.7 ～ 4.6 mg/dL（血清 P 濃度）

異常値をとる疾患

- 低値：副甲状腺機能亢進症，ビタミン D 欠乏症，食事からの摂取不足，吸収不良症候群
- 高値：副甲状腺機能低下症，急性腎不全，慢性腎臓病

9. ホルモン検査

ホルモンの産生部位

下垂体前葉からは TSH，ACTH，LH，FSH，GH，PRL などのホルモンが，後葉からは ADH，オキシトシンが分泌される．

内分泌腺から分泌される**ホルモン**は標的臓器のレセプター（受容体）と結合し，それぞれの作用を発揮する．

ホルモンは微量で活性をもち，その過剰，あるいは不足により，生体の機能に重大な支障をきたすことがある．このため，ホルモンの産生と分泌は，上位内分泌腺からの刺激，そして下位にあたる臓器からのネガ

■図 2-15　甲状腺ホルモンの分泌制御

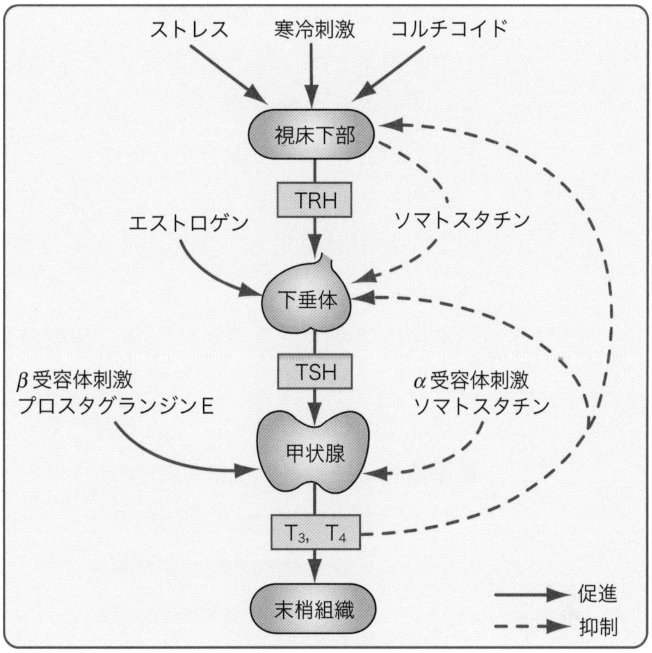

ティブ・フィードバック（negative feedback）によって巧妙に調節されている（図 2-15）．内分泌疾患の疑いがある場合には，これらの制御系を考慮して検査結果を解釈しなければならない．

ホルモン検査は種々の内分泌疾患で行われるが，もっとも頻度の多い甲状腺ホルモン，およびその調節に関与する甲状腺刺激ホルモンについて解説する．

甲状腺ホルモン

- サイロキシン（thyroxine：T_4）
- 遊離型サイロキシン（free thyroxine：FT_4）
- トリヨードサイロニン（triiodothyronine：T_3）
- 遊離型トリヨードサイロニン（free triiodothyronine：FT_3）

自己免疫性甲状腺疾患の検査

慢性甲状腺炎（橋本病）もバセドウ病も自己免疫疾患であり，甲状腺ホルモン測定からこれらの疾患が疑われた場合には，抗サイログロブリン抗体，抗甲状腺ペルオキシダーゼ抗体，抗TSHレセプター抗体を調べて自己免疫疾患であるか否かを確認する．

下垂体から分泌される**甲状腺刺激ホルモン（TSH）**の作用を受けて，甲状腺から甲状腺ホルモンが産生・分泌される．**甲状腺ホルモン**は，サイロキシン（T_4）とトリヨードサイロニン（T_3）の 2 種類に分けられる．T_3 の約 70％は末梢組織において T_4 の脱ヨード化によって作成され，甲状腺からの T_3 分泌は約 30％に過ぎない．血中の T_3 濃度は T_4 のおよそ 1 ～ 2%ほどしかないが，T_3 は T_4 の 5 ～ 8 倍程度の生物活性をもつ．

甲状腺ホルモンは血中では大部分がサイログロブリンと結合し，**遊離型ホルモン（free T_4，free T_3）**は約 0.03％に過ぎないが，甲状腺機能は遊離型ホルモンに影響される．

甲状腺ホルモンは，あらゆる生命活動に欠かすことができず，身体の成長や成熟に影響を与えたり，脂質代謝，糖代謝，たんぱく質代謝，循環系，造血系などの調節を司っている．

このため，甲状腺ホルモンが少ないと，元気がなくなり，寒気，眠気，脱毛などが出現する．発汗が少なく皮膚が乾燥し，浮腫が出たりする．活気がなくなるため，うつ病と間違われることもよくある．成長期にこのホルモンが不足すると，身体と知能の発育が遅れてしまう．

逆に甲状腺ホルモンが多すぎると代謝が亢進し，脈拍が速くなり，手足がふるえ，汗が多くなり，下痢をする．眼球がとび出すこともある．

基準値▶ T_4：6.1 ～ 12.4 μg/dL
FT_4：0.9 ～ 1.7 ng/dL
T_3：0.8 ～ 1.6 ng/mL
FT_3：2.3 ～ 4.3 pg/mL

異常値をとる疾患

●低値

① **TSH が高値：**原発性甲状腺機能低下症（慢性甲状腺炎，粘液水腫）
② **TSH が正常～低値：**下垂体性甲状腺機能低下症

慢性甲状腺炎の治療

慢性甲状腺炎には甲状腺ホルモンを投与して治療する．甲状腺ホルモンが投与されると甲状腺ホルモン値は上昇するが，それでもまだ TSH 値が高い場合には甲状腺ホルモンが不足していると考えられる．

●高値

① **TSH が低値：**原発性甲状腺機能亢進症（バセドウ病，プランマー病など），亜急性甲状腺炎，無痛性甲状腺炎
② **TSH が正常～高値：**TSH 産生腫瘍など

甲状腺刺激ホルモン Thyroid stimulating hormone (TSH)

甲状腺刺激ホルモンは視床下部から分泌される TSH 刺激ホルモン（TRH）によって分泌が刺激され，甲状腺ホルモンによって抑制される（図 2-15）．TSH は甲状腺ホルモンの合成・分泌，甲状腺組織の増殖を促進する．そこで，TSH の測定は**視床下部-下垂体-甲状腺系**の障害の診断に有用で，甲状腺疾患が疑われるときには必ず検査される．下垂体に異常のない場合，TSH の低下は甲状腺機能亢進を，TSH の上昇は甲状腺機能低下を意味する．

基準値▶ 0.5 ～ 5.0 μIU/mL

異常値をとる疾患

●低値

① 甲状腺疾患（バセドウ病，亜急性甲状腺炎，プランマー病）

② 視床下部−下垂体疾患（下垂体機能不全）

●**高値**

① 甲状腺疾患（原発性甲状腺機能低下症，慢性甲状腺炎）

② 視床下部−下垂体疾患（下垂体 TSH 産生腫瘍）

10. 無機質検査

無機質には，鉄がヘモグロビンの合成に必須であるように，微量でも生体にとって不可欠のものがある．ただし，過剰になると組織に沈着して問題になることもある．

鉄 Iron (Fe)

体重が 70 kg の人ではおよそ 3.5 g の**鉄**が体内にあり，その約 2/3 はヘモグロビンに，残りは筋肉や肝臓，脾臓などに蓄えられている．毎日およそ 1 mg の鉄が吸収され，一方，同じ 1 mg が便・尿・汗などから排泄される．鉄の測定は，鉄欠乏性貧血の診断や，鉄過剰症の診断に重要である．

鉄喪失量の性差

男性では 1 日の鉄喪失量は約 1 mg であるが，成人女性では月経があり，1 日に約 2 mg 程度が失われる．このため，女性では鉄が不足しやすく，食物などから十分に鉄を摂取するよう注意が必要である．

鉄の過不足を評価するには，必ず**総鉄結合能**もしくは**不飽和鉄結合能**を同時に検査して判定する（図 2-16）．

基準値▶ 40 ～ 188 μg/dL

■図 2-16　血清鉄と総鉄結合能の関係

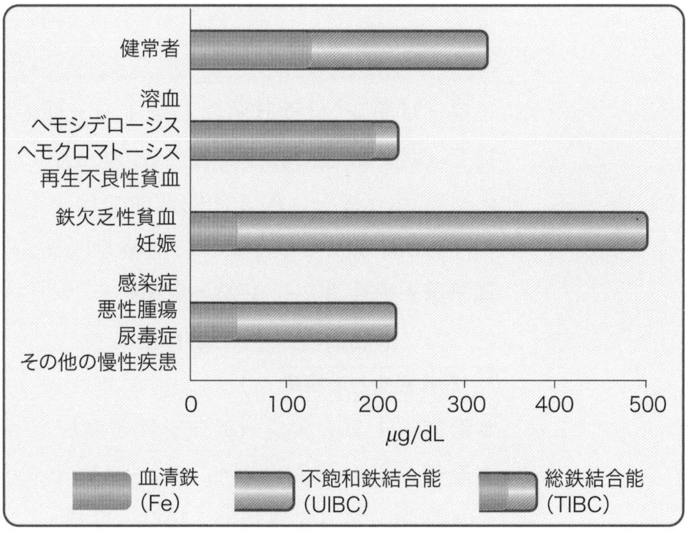

異常値をとる疾患

- 低値：①鉄の欠乏（鉄欠乏性貧血），②造血の亢進（真性多血症，妊娠），③鉄利用障害（悪性腫瘍，関節リウマチ，無トランスフェリン血症）
- 高値：①鉄貯蔵の増加（ヘモクロマトーシス，ヘモシデローシス），②造血障害（再生不良性貧血，巨赤芽球性貧血，溶血性貧血），③実質臓器の崩壊（急性肝炎）

総鉄結合能 Total iron binding capacity (TIBC)
不飽和鉄結合能 Unsaturated iron binding capacity (UIBC)

総鉄結合能と不飽和結合能の検査の意義

施設によって総鉄結合能（TIBC）か不飽和鉄結合能（UIBC）のいずれかを検査する．検査の意義はほぼ同じと考えてよい．

血清たんぱくの一種であるトランスフェリンが結合しうる鉄の量を総鉄結合能といい，血清鉄が結合していない鉄結合能を不飽和鉄結合能という．鉄欠乏症，鉄過剰症の病態解析に重要な検査である．

基準値▶ TIBC：男性 250 ～ 380 μg/dL
女性 250 ～ 450 μg/dL
UIBC：男性 111 ～ 255 μg/dL
女性 137 ～ 325 μg/dL

異常値をとる疾患

- 低値：①トランスフェリンの合成障害（肝硬変，無トランスフェリン血症），②トランスフェリンの体外喪失（ネフローゼ症候群），③トランスフェリンの代謝異常（鉄過剰，悪性腫瘍，慢性炎症）
- 高値：①鉄の欠乏（鉄欠乏性貧血），②造血の亢進（真性多血症，妊娠）

フェリチン Ferritin

フェリチン

フェリチンはマクロファージなどの細胞内に貯蔵されるが，水溶性のために血清中に移行しやすい．このため，フェリチン濃度の測定が体内貯蔵鉄量を反映する．

フェリチン*は鉄貯蔵たんぱくの一種で，血清フェリチン値は貯蔵鉄量と細胞の破壊に依存する．このため，フェリチンは，鉄代謝異常の評価に有用である．鉄欠乏性貧血では，少なくとも血清フェリチン値が17 ng/mL 以上になるように治療を行う．

基準値▶ 男性 37 ～ 420 ng/mL
女性 6 ～ 140 ng/mL

異常値をとる疾患

- 低値：①鉄の欠乏（鉄欠乏性貧血），②造血の亢進（真性多血症）
- 高値：①貯蔵鉄の増加（ヘモクロマトーシス，ヘモシデローシス），②細胞破壊（悪性腫瘍，炎症，手術）

銅 Copper（Cu）

銅は生体内に広く分布する必須微量金属の一つで，血中では約95％がセルロプラスミンと結合し，残りはアルブミンと結合している．造血，骨代謝，結合組織代謝など種々の反応における触媒作用を行う．

基準値▶ 70～130 μg/dL

異常値をとる疾患

- 低値：ウイルソン病*（セルロプラスミンの合成障害），メンケス症候群（銅の吸収障害），栄養障害，ネフローゼ症候群
- 高値：閉塞性黄疸，悪性リンパ腫，悪性腫瘍

ウイルソン病
ウイルソン病は先天性の銅代謝異常症で，生体内に銅が蓄積し，肝硬変，錐体外路症状，腎障害などをきたす．

4 免疫・血清検査

免疫・血清検査は，おもに抗原抗体反応を応用して，感染症の病原微生物を検出したり，自己抗体の検出による免疫異常の検査，炎症マーカーや腫瘍マーカーの検索などを行う．

1. 炎症・マーカー検査

感染症，外傷，腫瘍などによって生体に炎症が起こると，炎症に反応して種々の**急性期反応物質（急性期たんぱく）**が作られる．そこで，急性期反応物質を測定すれば，炎症の有無，程度，活動性，治療効果などを判定することができる．

赤血球沈降速度（赤沈，血沈）Erythrocyte sedimentation rate（ESR）

抗凝固剤としてクエン酸ナトリウムを 1：4 容の割合で加えた血液をガラス管に入れ，垂直に立てて放置すると赤血球が沈降する．炎症によって血漿中にグロブリンやフィブリノゲンが増加していると赤血球が凝集しやすくなって沈降速度が速くなる．そこで，赤沈は炎症や組織破壊をきたす疾患の診断・経過観察に役立つ．通常は 1 時間の沈降速度を測定する（図 2-17）．

基準値▶ 1 時間値：男性 2 ～ 10 mm
女性 3 ～ 15 mm

異常値をとる疾患

- **赤沈の亢進**：炎症（急性・慢性感染症，膠原病など），組織破壊（急性心筋梗塞，悪性腫瘍など），血漿たんぱく異常（多発性骨髄腫）
- **赤沈の遅延**：真性多血症，播種性血管内凝固（DIC）

DIC の合併

播種性血管内凝固（DIC）ではフィブリンが消費され，この結果として赤沈が遅延する．DIC は感染症や悪性腫瘍などの基礎疾患がある場合に発生しやすく，これらの病態では通常，赤沈は促進する．もしも感染症や悪性腫瘍患者で赤沈が遅延していれば，DIC の合併を考えて対応すべきである．

C反応性たんぱく C-reactive protein（CRP）

CRP は肺炎球菌の細胞壁にある C 多糖体と反応するたんぱく質である．炎症によって活性化されたマクロファージから放出されるインターロイキン-1，インターロイキン-6，腫瘍壊死因子（TNFα）など**サイトカイン**の刺激を受けて肝臓で速やかに合成される．

CRP の見方

CRP は炎症マーカーとして用いられているが，高感度測定による微量の CRP 測定が動脈硬化症のリスク予知の指標にもなる．

■図 2-17　赤血球沈降速度検査〔ベノジェクトⅡ血沈システム（テルモ株式会社)〕

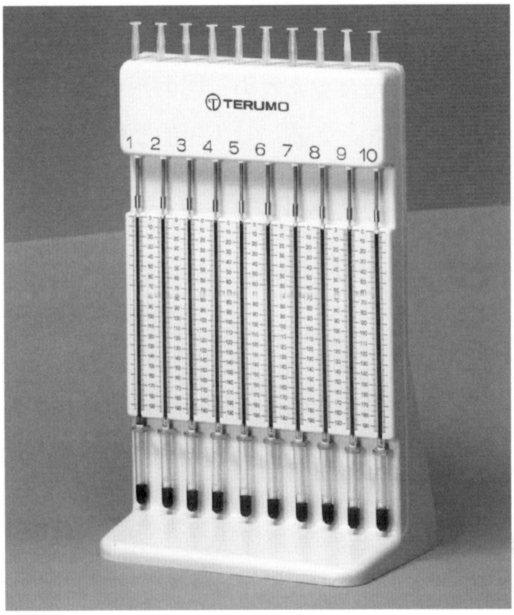

（テルモ HP：https://www.terumo.co.jp/medical/equipment/me77.html より）

急性炎症の場合，6～8時間で急速に増加し，48～72時間で最高値となり，炎症が治まると速やかに減少する．CRPにより疾患を特定することはできないが，炎症の存在・活動性・重症度・経過を判断するのに有用である．

基準値▶ 0.00～0.14 mg/dL

異常値をとる疾患

- **低値**：合成障害（重症肝疾患）
- **高値**：感染症〔細菌感染症，ウイルス感染症)，膠原病（全身性エリテマトーデス（SLE)，リウマチ熱，関節リウマチなど〕，悪性腫瘍，梗塞（心筋梗塞，肺梗塞)，その他（外傷，熱傷，手術）

2. 感染症関連検査

感染症の原因となった病原微生物を検出するには，感染部位から病原体を分離・培養して直接同定したり，特異抗体を用いて抗原を検出，または既知の抗原を使って抗体を検出する方法などが用いられる．さらに，病原体がもつDNAやRNAを検出する**遺伝子検査**もある．

病原体を特定するための免疫・血清検査では，通常，**抗原検出法**と**抗体検出法**が行われる．前者は迅速診断に役立つが，後者は感染してから抗体が作られるまでに２週間〜６か月かかるので，感染初期の診断には役に立たない．このため，抗体検出法は，ウイルスのように培養が困難か，あるいは不可能な病原体の検出に応用される．

抗ストレプトリジンO抗体 Antistreptolysin O (ASO)

ASOはおもにA群β溶血性連鎖球菌の産生する外毒素（ストレプトリジンO）に対する抗体で，**溶血性連鎖球菌（溶連菌）**の感染によって上昇する．そこでASOの測定は溶連菌感染症の診断に利用される．

> **ASO測定の意義**
> 溶血性連鎖球菌は扁桃炎や皮膚化膿症を起こすが，感染後しばらくしてから急性腎炎やリウマチ熱などを併発することが問題になる．このためASOを測定することが重要で，とくに小児の扁桃炎などの場合にはASOを測定して溶血性連鎖球菌が原因であるかどうかを確認しておく必要がある．

基準値▶成人：166 Todd単位以下
小児：250 Todd単位以下

異常値をとる疾患

- 高値：溶血性連鎖球菌の一次感染（扁桃炎，皮膚化膿症，猩紅熱），続発症（リウマチ熱，急性糸球体腎炎），非特異的反応（多発性骨髄腫，肝疾患，脂質異常症）

梅毒反応 Serological tests for syphilis

梅毒の血清診断法には，リン脂質（カルジオリピン）を抗原として検査する**梅毒血清反応（STS）***と，梅毒トレポネーマの菌体成分を抗原とする**TP抗原法**の２つがある．STSは梅毒でなくても膠原病や肝疾患，異型肺炎などで陽性になることがあり，これを**生物学的偽陽性**という．

> **梅毒血清反応（STS）**
> STSはワッセルマン反応ともよばれ，梅毒トレポネーマに対する抗体がリン脂質（カルジオリピン）と交差反応を起こすことを利用して検査に用いられる．

基準値▶STSガラス板法：(−)（1倍未満）
RPR法：(−)（1倍未満）
TPHA法：(−)（80倍未満）

異常値をとる疾患

- 陽性：梅毒，生物学的偽陽性〔全身性エリテマトーデス（SLE），抗リン脂質抗体症候群，急性あるいは慢性感染症，肝疾患，妊娠〕

A型肝炎ウイルス検査 Hepatitis A virus (HAV)

A型肝炎ウイルス（HAV）は生の魚介類などから経口感染する．A型急性肝炎を発症し，慢性化することはほとんどない．HAVに感染した後，IgM型HA抗体が発症１週目から陽性となって３〜６か月持続する．IgG型HA抗体は発症２〜４週前後で陽性となって終生持続する．IgA型HA抗体は発症１〜２週目から出現し，１〜２年持続する（図2-18）．

> **HAVの感染経路**
> A型肝炎は経口感染するので，集団発生することがある．不顕性感染も多いので，早期に感染の有無を調べる必要があり，IgM抗体を検査することが重要になる．

■図 2-18　A 型肝炎ウイルス感染後の経過

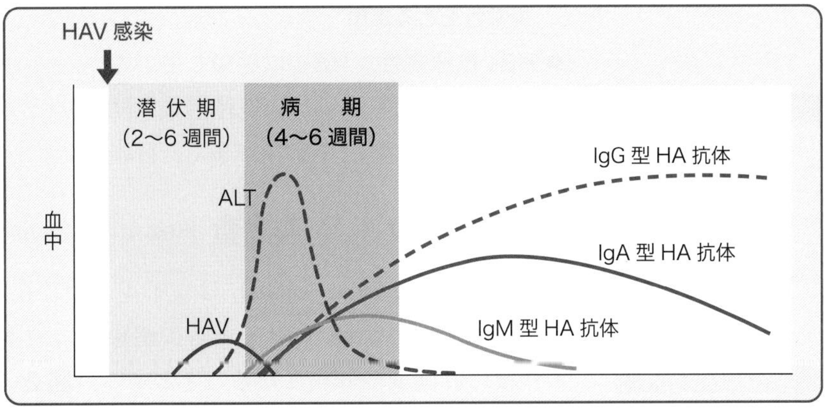

基準値▶ HA 抗体：(−)

異常値をとる疾患

● **陽性**：A 型肝炎，HAV の既往感染（IgG 型抗体のみ陽性）

B 型肝炎ウイルス検査 Hepatitis B virus (HBV)

B 型肝炎ウイルス（HBV）はウイルスを保有する母親から分娩時などに血液を介して感染（母子感染または垂直感染）したり，輸血で感染したりする．新生児期に感染した場合には持続的に HBV を保有するキャリアーとなり，慢性肝炎に移行することがある．HBV は新生児期以降に感染すると高率に **B 型急性肝炎**を発症し，重症の**劇症肝炎**になることもある．種々の抗原，抗体を検査することにより，HBV 感染後の経過を判断できる（図 2-19）．

基準値▶ (−)

■図 2-19　B 型肝炎ウイルス感染後の経過

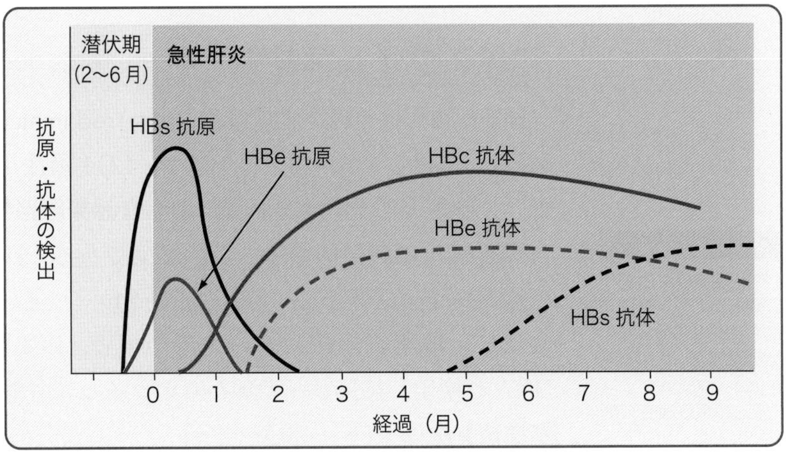

異常値をとる疾患

- HBs 抗原陽性：HBV に感染している
- HBs 抗体陽性：HBV の既往感染，HBV ワクチン接種後
- HBe 抗原陽性：HBV 量が多く，肝炎の持続と強い感染性を示す

HBV の予防

B 型肝炎の予防にはワクチン接種が有効である．ただし，ワクチン接種後数年経つと抗体が消失することもあるので，注意が必要である．

C 型肝炎ウイルス検査 Hepatitis C virus (HCV)

C 型肝炎ウイルス（HCV）はウイルスが存在する血液の輸血などによって感染する．HCV ウイルスに感染後，高率に慢性肝炎に進行し，数年後に肝硬変や肝癌になることがある（図 2-20）．HCV 抗体を検査すれば，HCV 感染の有無を知ることができる．

HCV 感染後の経過

C 型慢性肝炎から肝硬変や肝癌への移行は，感染しているウイルス量がどの程度あるかによる．ウイルス量は HCV の RNA を定量して調べることができる．

基準値▶ HCV 抗体：(–)

異常値をとる疾患

- 陽性：HCV 感染

■図 2-20　C 型肝炎の自然経過と肝線維化ステージ

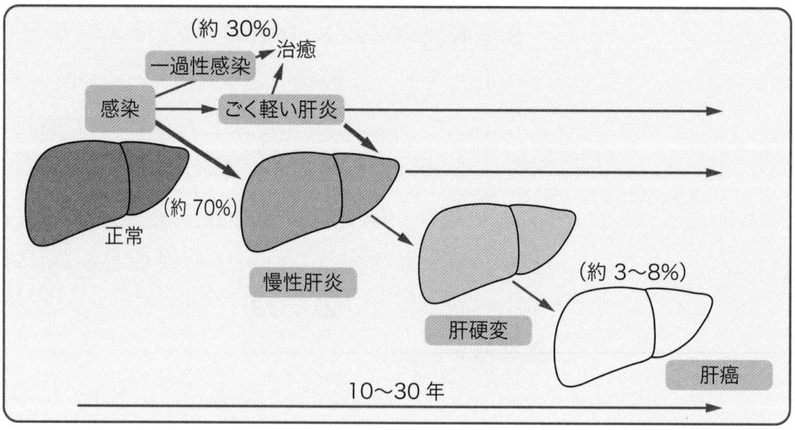

エイズウイルス検査 Human immunodeficiency virus (HIV)

HIV は後天性免疫不全症候群（acquired immunodeficiency syndrome：AIDS）を起こす RNA ウイルスで，CD4 陽性 T リンパ球に侵入して減少させ，免疫不全状態を招く．おもな感染経路は，性交渉，ウイルスで汚染された血液製剤輸注，母子感染である．HIV に感染後 6 〜 8 週間で抗 HIV 抗体が検出される（図 2-21）．ウイルス自体の存在を証明するには，酵素抗体法による抗原の検査，PCR 法によるプロウイルス DNA の検出，感染リンパ球からのウイルス分離などがある．

window period

HIV や肝炎ウイルスが体内に侵入しても，抗体が血液中に出現するまでには数週間かかる．この期間は window period とよばれ，献血の際に検査で問題になる．

基準値▶抗体：(−)，抗原：(−)

■図 2-21　HIV 感染症の経過

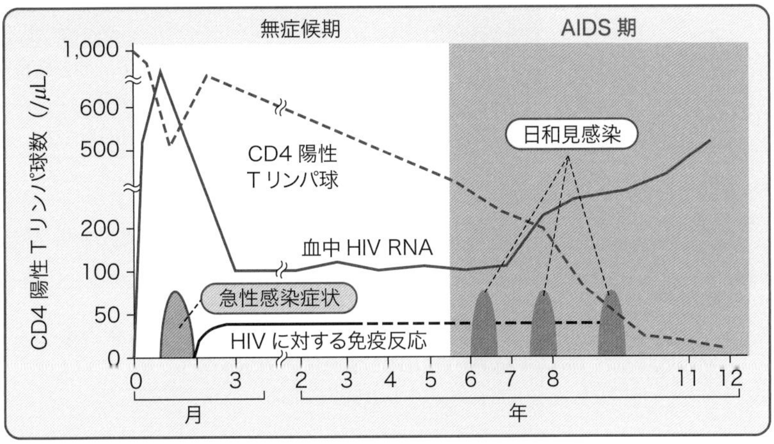

異常値をとる疾患

● **抗原，抗体が陽性**：HIV 感染

3. 自己抗体検査

抗体は，もともと，外来の異物である抗原を排除する目的で作られる．ところが，本来は排除すべきでない自分自身の細胞や組織に対して抗体が作られることがあり，**自己抗体**とよばれる．自己抗体は自己の組織に傷害を与え，その結果，種々の病態が発生する．こうして発症する疾患が**自己免疫疾患**で，全身性エリテマトーデス（systemic lupus erythematosus：SLE）をはじめとする**膠原病**が代表的な疾患である．血清中の自己抗体を検査することは，自己免疫疾患の診断や，治療経過を観察するうえで重要である（**表 2-12**）．なお，自己抗体は自己免疫疾患以外の疾患や高齢者などでも陽性になることがあるので，注意する．

リウマチ因子 Rheumatoid factor (RF)

リウマチ因子*は免疫グロブリンの IgG の Fc 部分に対する自己抗体で，関節リウマチ患者でしばしば陽性になる．関節リウマチ患者の約 80％が陽性になり，診断，治療効果の判定に役立つ．

> **リウマチ因子**
> リウマチ因子はリウマトイド因子ともよばれ，関節リウマチに特異的な検査と誤解されやすいが，全身性エリテマトーデス（SLE）などの他の膠原病や肝疾患などでも陽性になることがある．

基準値▶ RA テスト：(−)
IgM 型 RF：20 IU/mL 未満

異常値をとる疾患

● **陽性**：自己免疫疾患（関節リウマチ，SLE，全身性硬化症，シェーグレン症候群など），肝疾患（肝硬変，慢性肝炎），感染症（結核，感染

■表 2-12　おもな自己抗体と，関連する疾患

自己抗体	関連するおもな疾患
抗核抗体	SLE，混合結合組織病（MCTD），シェーグレン症候群
リウマチ因子	関節リウマチ
抗甲状腺抗体 　抗サイログロブリン抗体 　抗甲状腺ペルオキシダーゼ（抗ミクロソーム）抗体	 バセドウ病，橋本病 バセドウ病，橋本病
抗レセプター抗体 　抗 TSH レセプター抗体 　抗アセチルコリンレセプター抗体 　抗インスリンレセプター抗体	 バセドウ病 重症筋無力症 糖尿病
抗内因子抗体	悪性貧血
抗胃壁細胞抗体	悪性貧血，萎縮性胃炎
抗赤血球抗体	自己免疫性溶血性貧血
抗血小板抗体	特発性血小板減少性紫斑病
抗ミトコンドリア抗体	原発性胆汁性肝硬変
抗平滑筋抗体	慢性活動性肝炎
抗副腎皮質抗体	特発性アジソン病

性心内膜炎，ウイルス感染症），その他（高齢）

抗核抗体 Antinuclear antibody (ANA)

抗核抗体は細胞の核成分（DNA，RNA，核たんぱくなど）に対する自己抗体で，膠原病，自己免疫疾患の診断に有用である．とくに活動期の SLE ではほぼ 100％が陽性になる．

基準値▶ 40 倍未満

異常値をとる疾患

● **陽性**：膠原病・自己免疫疾患〔SLE，混合結合組織病，全身性硬化症（強皮症），シェーグレン症候群，多発性筋炎など），その他（感染症，悪性腫瘍〕

4. アレルゲン検査

人間のもつたんぱくとは異なる異物が体内に侵入した場合に，抗体や感作細胞が動員され，抗原抗体反応が過剰に働いて起きる，生体にとって不利な病的反応を**アレルギー**という．アレルギー性鼻炎，気管支喘息，蕁麻疹，アトピー性皮膚炎，アナフィラキシーなどが代表的なアレルギー

性疾患である．アレルギー性疾患に対しては，原因となった抗原（アレルゲン）を特定し，患者からそれを遠ざけることが重要である．

免疫グロブリンE Immunoglobulin E

アレルギーの存在は，血清中のIgEの総量を化学発光酵素免疫測定法（CLEIA）などで測定し，増加しているかをみることで判断できる．ついで，アレルゲンに特異的に反応するIgEをイムノキャップ®法などで測定し，アレルゲンを同定する．IgEの総量および各種アレルゲンに対する特異的IgEは，蛍光酵素免疫測定法や化学発光酵素免疫測定法などの方法で測定する．アレルゲンは数が多いため，多項目抗原特異的IgE同時測定（MAST®）で一度に多数の特異的IgEを検査することもある．

基準値▶ IgE定量：CLEIA法：170 IU/mL以下
抗原特異的IgE定量：イムノキャップ®：0.35 U_A/mL未満

異常値をとる疾患

- **IgE総量が高値**：アレルギー性疾患，寄生虫症，IgE型多発性骨髄腫，原発性免疫不全症候群の一部，ホジキン病
- **抗原特異的IgEが高値**：各種アレルギー

抗原特異的IgE

アレルゲンを確定するには，疑われる物質を皮内に注射したり，吸入したりして，実際にアレルギー反応が起きるかを調べるのが確実である．しかし，こうした刺激試験で重篤なアナフィラキシーショックが誘発される危険性があり，このためアレルゲンの特定にイムノキャップ®法などの検査が利用される．

5. 免疫グロブリン検査

免疫グロブリンは抗体としての活性をもつたんぱくで，B細胞によって産生される．IgG，IgA，IgM，IgD，IgEの5クラスがある．それぞれ2本ずつの重鎖と軽鎖から構成される．

慢性感染症，慢性肝疾患，膠原病，悪性腫瘍などで抗体産生系が持続的に刺激されると，種々のクラスの免疫グロブリンが多クローン性に増える．一方，多発性骨髄腫，原発性マクログロブリン血症などでは形質細胞もしくはB細胞が腫瘍性に増殖し，単一クラスの免疫グロブリンが単クローン性に増える．良性の疾患でも単クローン性に免疫グロブリンが増加する場合があり，これを良性Mたんぱく*血症（MGUS）とよぶ．

体液性免疫不全症では，免疫グロブリンが減少あるいは欠損する．免疫不全症のタイプにより，欠損する免疫グロブリンのクラスは異なる．

Mたんぱく

多発性骨髄腫では，骨髄で1個の形質細胞から派生した骨髄腫細胞が異常に増殖し，単一クラスの免疫グロブリン（単クローン性免疫グロブリン；Mたんぱく）を産生する．このMたんぱくが腎障害を起こしたり，血液過粘度により循環障害を起こしたりする．さらに正常の免疫グロブリン産生が抑制されて感染症に罹りやすくなる．

血清免疫電気泳動 Immunoelectrophoresis (IEP)

寒天ゲルに血清を入れて電気泳動を行うと，血清中のそれぞれのたんぱくは移動度の差異から拡散し，分画される．そこに抗血清を加えると，

■図 2-22　血清免疫電気泳動でみられる M-bow（矢印）

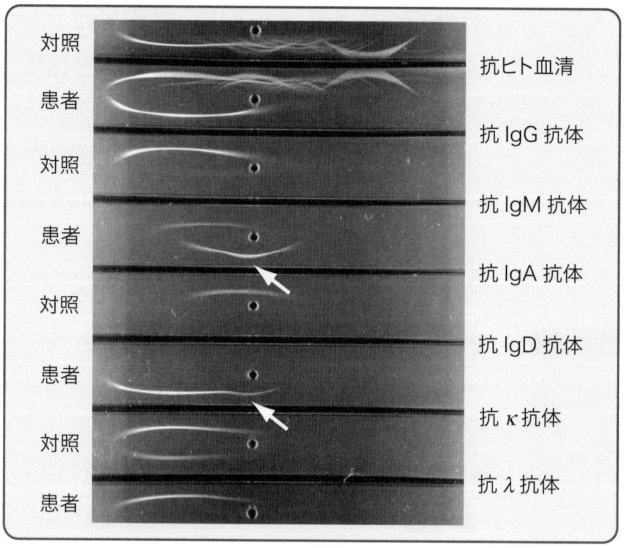

各たんぱくは抗血清と反応して沈降線を作る．この沈降線について，質的，あるいは量的な変化を調べる．各たんぱくの増減，あるいは異常たんぱくが出現するたんぱく異常症の診断に有用で，とくに多発性骨髄腫や原発性マクログロブリン血症では M-bow* とよばれる弓が反り返ったような沈降線をつくるので，診断的価値が高い（図 2-22）．

> **M-bow**
> 単一のグロブリンが過剰に増えている場合，抗体と反応して，特有な沈降線ができる．弓が反り返ったような沈降線のため M-bow とよばれる．

異常値をとる疾患

- **M-bow の出現**：多発性骨髄腫（IgG，IgA，IgD または IgE），原発性マクログロブリン血症（IgM）
- **アルブミン減少，グロブリン増加**：肝硬変，膠原病，慢性感染症，悪性腫瘍
- **γ-グロブリン低下**：無 γ-グロブリン血症

免疫グロブリン定量 Immunoglobulin (Ig)

血清中の免疫グロブリンの約 80％は **IgG** で，免疫抗体のほとんどが IgG に属する．IgG には胎盤通過性があり，新生児期から乳児期にかけての感染防御に重要な役割を果たしている．

IgA は鼻汁や気管分泌液など分泌物中に多く，粘膜面での局所免疫に役立っている．IgA に胎盤通過性はなく，思春期以降に成人のレベルに達する．

IgM は分子量が大きく，胎盤通過性がなく，生後 9 か月頃には成人のレベルに達する．感染症にかかった場合，初期抗体として最初に血中に出現してくる．

IgD の機能については不詳である.

IgE は即時型アレルギー反応で主役を演じる.

免疫グロブリンの検査は，液性の免疫異常症や，免疫グロブリンが異常に増加する多発性骨髄腫，原発性マクログロブリン血症*などの診断・経過観察に有用である.

原発性マクログロブリン血症

原発性マクログロブリン血症はリンパ節，肝臓などでリンパ球様形質細胞様の腫瘍細胞が過剰に増殖し，単クローン性の IgM を産生する．IgM は分子量が大きいので血液過粘度症候群を起こしやすく，眼底出血などに注意が必要である.

基準値▶ IgG：861 ～ 1,747 mg/dL
IgA：93 ～ 393 mg/dL
IgM：男性 33 ～ 183 mg/dL
女性 50 ～ 269 mg/dL
IgD：9 mg/dL 以下
IgE：173 IU/mL 以下

異常値をとる疾患

- **多クローン性の IgG の増加**：慢性感染症，肝疾患，自己免疫疾患，悪性腫瘍，リンパ増殖性疾患
- **単クローン性の IgG の増加**：IgG 型多発性骨髄腫，良性 M たんぱく血症
- **IgG の減少**：免疫不全症候群，たんぱく喪失性疾患，副腎皮質ステロイド薬
- **多クローン性の IgA 増加**：慢性感染症，肝疾患，自己免疫疾患，悪性腫瘍，リンパ増殖性疾患，IgA 腎症
- **単クローン性の IgA 増加**：IgA 型多発性骨髄腫，良性 M たんぱく血症
- **IgA の減少**：免疫不全症候群，たんぱく喪失性疾患，免疫抑制薬使用，IgA 型以外の多発性骨髄腫
- **多クローン性の IgM 増加**：慢性感染症，肝疾患，自己免疫疾患，悪性腫瘍，リンパ増殖性疾患，急性ウイルス感染症
- **単クローン性の IgM 増加**：原発性マクログロブリン血症，良性 M たんぱく血症
- **IgM の減少**：免疫不全症候群，たんぱく喪失性疾患，免疫抑制薬使用，多発性骨髄腫
- **IgD の増加**：IgD 型多発性骨髄腫
- **IgE が高値**：アレルギー疾患（アレルギー性鼻炎，気管支喘息，アトピー性皮膚炎），寄生虫症，高 IgE 症候群，IgE 型骨髄腫，肝疾患
- **IgE が低値**：免疫不全症，IgE 型以外の多発性骨髄腫

6. 腫瘍マーカー検査

腫瘍マーカーとは，腫瘍細胞に特有の成分，あるいは腫瘍細胞が産生する成分で，それを検査することが癌の診療に役立つものをいう．主としてモノクローナル抗体を用いて検査する．腫瘍マーカーの検査は，癌の進展度の確認，経過観察での指標，治療後の再発のモニターなどに応用される（表 2-13）．

α-フェトプロテイン α-Fetoprotein (AFP)

胎児における α-フェトプロテイン

胎児における α-フェトプロテインの役割は不詳であるが，アルブミンと分子量が似ており，物質輸送たんぱくとしての役割や，免疫作用があると考えられている．

AFP は，元来は胎児の肝臓と卵黄で産生される分子量約 6 万 5 千の糖たんぱくで，出生後には急速に低下する．肝癌細胞ではこのたんぱくの合成が活発となり，肝癌の約 90％で陽性になる．肝癌の診断，治療後の経過観察，転移や再発のモニターとして有用である．

基準値▶ 10 ng/mL 以下

異常値をとる疾患

- 高値：悪性腫瘍（原発性肝癌，転移性肝癌，胃癌），肝疾患（急性肝炎，慢性肝炎，肝硬変），その他（腎不全，糖尿病，妊娠）

癌胎児性抗原 Carcinoembryonic antigen (CEA)

CEA

CEA はヘビースモーカーや高齢者では癌でなくても高値となることがある．ただし，その程度は癌に比べれば低値である．

おもに消化器癌細胞が産生する分子量約 18 万の糖たんぱくで，CEA* 産生腫瘍を疑う場合に診断の補助になる．CEA 陽性の癌の治療効果判定，経過観察，再発のモニターに有用である．

基準値▶ 5 ng/mL 以下

異常値をとる疾患

- 高値：腫瘍（結腸・直腸癌，胃癌，肺癌，乳癌，子宮内膜癌，卵巣癌，甲状腺髄様癌），非腫瘍性疾患（肺炎，気管支炎，結核，潰瘍性大腸炎，急性肝炎，慢性肝炎，肝硬変），その他（ヘビースモーカー，加齢）

CA19-9 Carbohydrate antigen 19-9

CA19-9

CA19-9 はルイス血液型物質を基本構造とするので，ルイス A が発現していない人では陽性にならない．日本人ではルイス A 陰性者は約 5％とされる．

CA19-9 はルイス A（Le^a）の血液型糖鎖にシアル酸が結合した形のシアリルルイス A で，血清中では分子量が 500 万以上の巨大シアロムチンとして存在する．唾液腺，胆管上皮，膵管上皮の組織中に微量に検出され，膵管・胆管・消化器・気管支の腺癌で多く産生される．CA19-9 を産生する腫瘍の診断の補助，治療効果の判定，経過観察，再発モニターに有用である．

■表 2-13　おもな腫瘍マーカーの種類，カットオフ値，対象となる癌

腫瘍マーカー	カットオフ値	甲状腺癌	肺癌	食道癌	胃癌	結腸・直腸癌	膵癌	肝細胞癌	肝内胆管癌	胆嚢・胆道癌	腎癌	膀胱癌	乳癌	子宮癌	卵巣癌	前立腺癌	睾丸癌	そのほか
CEA	5 ng/mL 以下	●	●	●	●	●	●		●	●			●		●			
BFP	75 ng/mL 以下		●	●	●	●					●	●		●	●	●	●	
IAP	500 μg/mL 以下		●	●	●	●					●	●		●	●			白血病
TPA	110 U/L 以下		●	●	●	●						●	●	●	●			白血病
AFP	10 ng/mL 以下							●									●	肝芽腫，ヨークサック腫瘍，転移性肝癌
PIVKA-II	0.1 AU/mL 以下							●										
CA19-9	37 U/mL 以下		●	●	●	●	●		●	●					●			
CA50	40 U/mL 以下						●	●	●	●								
SPan-1	30 U/mL 以下						●	●	●	●								
DUPAN-2	150 U/mL 以下				●		●	●	●	●	●							
エラスターゼ 1	100 ～ 400 ng/dL						●											
POA	15 U/mL 以下						●		●	●								
KMO1	530 U/mL 未満						●*	●	●	●*								
NCC-ST-439	7.0 U/mL 以下		●[1)]		●	●	●**		●	●**			●					
SLX	38 U/mL 以下		●[1)]				●		●	●					●			
SCC	1.5 ng/mL 以下		●[2)]	●										●[4)]				
NSE	10 ng/mL 以下		●[3)]															神経芽細胞腫
CA15-3	30 U/mL 以下												●					
BCA225	160 U/mL 以下												●					
CA125	50 U/mL 以下		●				●							●	●			
CA130	35 U/mL 以下		●				●	●							●			
CA72-4	4.0 U/mL 以下				●	●									●			
STN	45 U/mL 以下				●	●									●			
そのほかのマーカー		A														B		

1）腺癌，2）肺扁平上皮癌，3）肺小細胞癌，4）子宮頸癌

*1 型糖鎖抗原，**2 型糖鎖抗原

A：カルシトニン，サイログロブリン．カルシトニンは健常者よりも極端に多く出て，カルシウム代謝異常を起こすことがある．

B：PSA，γ-Sm

基準値▶ 37 U/mL 以下

異常値をとる疾患

● **高値**：腫瘍（膵臓癌，胆嚢・胆管癌，胃癌，大腸癌，卵巣癌，子宮内膜癌，肺癌），非腫瘍性疾患（胆石症，胆管炎，膵炎，気管支嚢胞，気管支拡張症，肺結核，卵巣嚢腫）

5 病原微生物検査

1. 微生物検査法

感染症の診療では，原因となった**病原微生物**を特定し，薬剤に対する感受性を検討して，その病原微生物に有効な薬剤で効果的な治療を行うことが原則である．この目的のためには，感染部位を診断し，感染巣から病原微生物を分離・同定し，さらに**薬剤感受性**を調べる．なるべく早く病原微生物を特定して，薬剤感受性に応じた**抗菌薬**を投与する．

治療の経過中に病原微生物そのものが変化したり，薬剤感受性が変わることも多いので，随時検査を繰り返す必要がある．病原微生物の同定には，塗抹培養検査だけでなく，免疫血清反応による抗原・抗体の検出，毒素検出，遺伝子検査なども行われる．

塗抹検査

細菌および**真菌**の検査では，まず塗抹検査が行われる．喀痰や膿などの検体をスライドグラスに塗抹し，染色する．一般細菌の染色にはグラム染色，結核菌などの抗酸菌には抗酸菌染色（チール・ネールゼン Ziehl-Neelsen 染色），ジフテリア菌には異染小体染色（ナイセル Neisser 染色），破傷風菌には芽胞染色，スピロヘータや真菌には墨汁染色を行い，検鏡する．**グラム染色**はもっとも基本となる染色法で，グラム染色性と形態に応じてグラム陽性球菌，グラム陽性桿菌，グラム陰性球菌，グラム陰性桿菌に分類される（**表 2-14**）．

培養検査

塗抹検査で病原微生物を検出するには，あらかじめ検体中にかなり多くの病原微生物が存在しなければならない．病原微生物が少ない場合には，あらかじめ**培養**して病原微生物を増やしてから検査する（増菌培養）．また，検体から起炎菌を選び出して培養することを分離培養といい，血清学的あるいは生化学的性質を調べたり，薬剤感受性試験を行うのに必要である．

培養には，培養する条件により，好気培養，炭酸ガス培養，微好気培

■表 2-14　グラム染色による細菌の分類

分類		杆菌	球菌
偏性好気性菌および通性嫌気性菌	グラム陰性菌	●腸内細菌科：大腸菌，クレブシエラ属，エンテロバクター属，シトロバクター属，セラチア属，プロテウス属，シゲラ属，サルモネラ属，エルシニア属 ●非発酵菌：緑膿菌，シュードモナス属，アシネトバクター属，アルカリゲネス属，クリセオバクテリウム属，ステノトロフォモナス属，バークホルデリア属 ●小桿菌：インフルエンザ菌，百日咳菌，フランシセラ・ツラレンシス（野兎病菌），ヘモフィルス・パラインフルエンザ ●その他：腸炎ビブリオ，コレラ菌，エロモナス属，カンピロバクター・ジェジュニ，ヘリコバクター・ピロリ	髄膜炎菌，淋菌，ブランハメラ・カタラーリス
	グラム陽性菌	ジフテリア菌，コリネバクテリウム・ジェノケイアム，リステリア・モノサイトゲネス，バシルス・セレウス，ガードネレラ・バジナリス	化膿連鎖球菌，溶血連鎖球菌，肺炎球菌，緑色連鎖球菌，黄色ブドウ球菌，表皮ブドウ球菌，エンテロコッカス・フェカリス，エンテロコッカス・フェシウム
偏性嫌気性菌	有芽胞菌	ウェルシュ菌，ボツリヌス菌，破傷風菌，クロストリジウム・ディフィシレ	
	グラム陽性菌	ビフィドバクテリウム属，プロピオニバクテリウム属，ユーバクテリウム属	ペプトストレプトコッカス属，ペプトコッカス属，ストレプトコッカス属
	グラム陰性菌	バクテロイデス・フラジリス，プレボテラ・メラニノゲニカス，ポルフィロモナス・アサッカロリチカ，フソバクテリウム・ヌクレアタム	ペイヨネラ・パルビュラ

養，嫌気培養の４種類があり，それぞれの条件で発育できる細菌を対象にして検査が行われる．

分離した菌については，形態，染色性，運動性，培地の選択性，炭水化物・アミノ酸・たんぱく質・尿素などの分解能，特異的抗血清を用いた抗原性などを調べ，病原微生物を同定する．

病原微生物が同定されると，次に薬剤感受性を調べる．最小発育阻止濃度（minimal inhibitory concentration：MIC）や最小殺菌濃度（minimal bactericidal concentration：MBC）を調べ，治療薬剤を選択する際の参考にする．

その他の検査

マイコプラズマやウイルスなど培養が困難な病原微生物や，結核菌など培養に長時日を要するものには，免疫血清反応を用いた**抗原検出法**や**抗体検出法**，あるいはDNAプローブ法やPCR法を用いて病原体の核酸を検出する**遺伝子検査**が行われる．

2. おもな感染症の病原体

感染症を起こす病原微生物には，グラム陰性桿菌，グラム陰性球菌，グラム陽性桿菌，グラム陽性球菌，偏性嫌気性菌，抗酸菌，マイコプラズマ科，スピロヘータ目，リケッチア科，クラミジア科，真菌，ウイルス，原虫などさまざまなものがある．

代表的な感染症の原因となる病原体を表 2-15，2-16 に示す．

■表 2-15　おもな感染症と起炎病原体

臓器	感染症名	おもな原因微生物
呼吸器	咽頭炎	化膿連鎖球菌，ジフテリア菌，アデノウイルス，EB ウイルス
	中耳炎	肺炎球菌，インフルエンザ菌，化膿連鎖球菌，黄色ブドウ球菌
	気管支炎・肺炎	肺炎球菌，インフルエンザ菌，肺炎マイコプラズマ，黄色ブドウ球菌，百日咳菌，結核菌，オウム病クラミジア，レジオネラ・ニューモフィラ，新型コロナウイルス
	肺膿瘍	嫌気性球菌，フソバクテリウム属，α溶血性連鎖球菌
	在郷軍人病	レジオネラ・ニューモフィラ
	結核	結核菌
中枢神経系	髄膜炎	●新生児：大腸菌，クレブシエラ属，B 群溶血性連鎖球菌，リステリア菌 ●小児：インフルエンザ菌，肺炎球菌，髄膜炎菌 ●成人：肺炎球菌（結核菌，クリプトコッカス・ネオフォルマンス）
	脳炎	単純ヘルペスウイルス，日本脳炎ウイルス，ヒト免疫不全ウイルス（HIV）
腎・尿路系	膀胱炎	大腸菌，表皮ブドウ球菌，プロテウス・ミラビリス
	腎盂腎炎	●急性：大腸菌，クレブシエラ属 ●慢性：緑膿菌，腸球菌，カンジダ属，セラチア属
	尿道炎	淋菌，トラコーマクラミジア，ウレアプラズマ属
肝・胆道系	胆嚢炎・胆管炎・肝膿瘍	大腸菌，クレブシエラ属，腸球菌属，バクテロイデス属，ウェルシュ菌
腹腔内	腹膜炎	大腸菌，クレブシエラ属，バクテロイデス属，ウェルシュ菌
消化管	（感染型）	カンピロバクター属，サルモネラ属，腸炎ビブリオ，赤痢菌，エルシニア属，腸管組織侵入性大腸菌
	（毒素型）	ボツリヌス菌，黄色ブドウ球菌，ウェルシュ菌，コレラ菌，毒素原性大腸菌，腸管出血性大腸菌，クロストリディオイデス（クロストリジウム）・ディフィシル
皮膚・軟部組織	蜂巣炎・膿痂疹	黄色ブドウ球菌，化膿性連鎖球菌
	破傷風	破傷風菌
心・血管系	心内膜炎	α溶血性連鎖球菌，表皮ブドウ球菌，黄色ブドウ球菌，カンジダ属
網内系	チフス	チフス菌，パラチフス A 菌

■表 2-16　細菌以外の病原体による感染症

分類	感染症名	おもな原因微生物
スピロヘータによる疾患	梅毒	梅毒トレポネーマ
	ワイル病	レプトスピラ（黄疸出血性レプトスピラ）
	ライム病	ライム病ボレリア（ボレリア・ブルグドルフェリ）
リケッチアによる疾患	ツツガムシ病	オリエンチア・ツツガムシ
	日本紅斑熱	日本紅斑熱リケッチア（リケッチア・ジャポニカ）
クラミジアによる疾患	オウム病	オウム病クラミジア（クラミドフィラ・シッタシ）
	尿道炎	トラコーマクラミジア（クラミドフィラ・トラコマチス）
	肺炎	肺炎クラミジア（クラミジア・ニューモニエ）
ウイルスによる疾患	普通感冒	インフルエンザウイルス，パラインフルエンザウイルス，アデノウイルス，ライノウイルス
	肺炎	RS ウイルス
	麻疹	麻疹ウイルス
	風疹	風疹ウイルス
	流行性耳下腺炎	ムンプスウイルス
	伝染性紅斑	パルボウイルス B19
	突発性発疹	ヘルペスウイルス 6 型
	水痘・帯状疱疹	水痘-帯状ヘルペスウイルス
	小児麻痺	ポリオウイルス
	尋常性疣贅	パピローマウイルス
	伝染性単核球症	EB ウイルス
	日本脳炎	日本脳炎ウイルス（フラビウイルス）
	エイズ	ヒト免疫不全ウイルス（HIV）
	成人 T 細胞白血病	ヒト T 細胞白血病ウイルス（HTLV-Ⅰ）
	A 型肝炎	A 型肝炎ウイルス（エンテロウイルス 72）
	B 型肝炎	B 型肝炎ウイルス
	C 型肝炎	C 型肝炎ウイルス
	乳児嘔吐下痢症	ロタウイルス
	新型コロナウイルス感染症（COVID-19）	新型コロナウイルス（SARS-CoV-2）

6 染色体・遺伝子検査

人間の体細胞には染色体が46本あり，22対の**常染色体**と1対の**性染色体**からなる（図2-23）．染色体にはその人に固有の**遺伝子**があり，それぞれの遺伝形質の発現を担っている．

染色体検査は，1959年にダウン症候群に染色体異常のあることが報告されて以来，先天異常症の診断や遺伝相談に活用されてきた．その後，分染法や高精度分染法などの技術革新や，分子生物学による遺伝子解析法の進歩により，先天性疾患だけでなく，後天性疾患の病態解析や診断に，染色体検査ならびに遺伝子検査が応用されるようになっている．

■図2-23　ヒトの染色体（女性，46，XX）

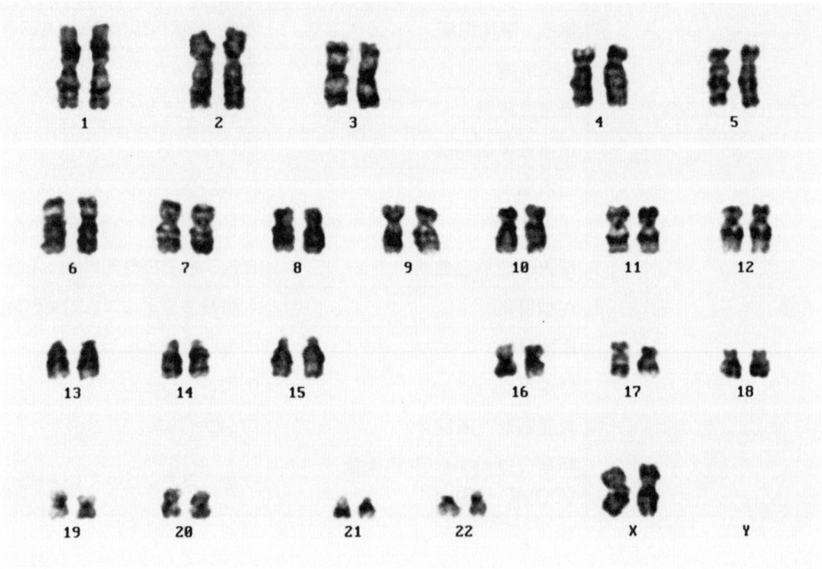

1. 染色体検査

末梢血液リンパ球，骨髄細胞，皮膚線維芽細胞，胎児組織，精巣，腫瘍細胞などを対象にして，染色体検査が行われる．

先天性異常症では，**表2-17**のような染色体異常がみられる．これらの所見は，異常症の診断はもちろんであるが，羊水穿刺や絨毛検査を行って出生前に異常を診断することもでき，その結果は**遺伝カウンセリング**

■表 2-17　おもな先天性染色体異常症

疾患名		染色体構成	およその頻度	主症状
常染色体異常	ダウン症候群 (21 トリソミー症候群)	＋21 ときに t (Dq21q), t (21qGq)	1/1,000 人	知能障害，短頭，後頭扁平，外上りの眼裂，内眼角贅皮，扁平な鼻，舌挺出，筋緊張の低下，心奇形の合併（40 〜 70%）
	エドワーズ症候群 (18 トリソミー症候群)	＋18	1/12,000 人	発育障害，後頭部突出，耳介の低位，小顎症，指の屈曲拘縮，心奇形の合併（80 〜 90%）
	パトー症候群 (13 トリソミー症候群)	＋13 ときに t (13q14q)	1/4,000 〜 5,000 人	小頭症，眼球形成不全，兎唇，口蓋裂，耳介の奇形，心奇形
	5p－症候群	5p－	1/45,000 人	知能障害，眼裂開離，耳介低位，小顎，猿線
性染色体異常	ターナー症候群	XO，Xp， XO/XX	1/10,000 女児	低身長，性的発育不全，翼状頸，外反肘，二次性徴の発現不全
	クラインフェルター症候群	XXY	1/1,000 男児	女性様乳房，矮小睾丸，精細管の硝子化，無精子症，尿中ゴナドトロピン高値

■表 2-18　造血器腫瘍によくみられる染色体異常

疾患名		染色体異常
急性非リンパ性白血病	FAB 分類　M1	t (9 ; 22) (q34 ; q11)
	M2	t (8 ; 21) (q22 ; q22)
	M3	t (15 ; 17) (q22.3 ; q11)
	M4	inv (16) (p13q22)
	M4，M5	t (9 ; 11) (p21 ; q23)
	M7	inv (3) (p21q26)，ins (3 ; 3) (q21 ; q26)
	全般的にみられる異常	＋8，－5，－7，del (5) (q12-q32), del (7) (q22-q36)
急性リンパ性白血病	FAB 分類　L1，L2 L3	t (9 ; 22) (q34 ; q11)，t (4 ; 11) (q21 ; q23) t (8 ; 14) (q24 ; q32)
	B リンパ球性白血病	t (11 ; 14) (q23 ; q32)
	T リンパ球性白血病	t (11 ; 14) (p13 ; q11)，del (9) (p21-p22)
慢性骨髄性白血病	慢性期	t (9 ; 22) (q34 ; q11)
	急性転化期	＋8，i (17q)，＋Ph^1 の付加
慢性リンパ性白血病		t (11 ; 14) (q13 ; q32)
悪性リンパ腫	濾胞性リンパ腫	t (14 ; 18) (q32 ; q21)
	バーキットリンパ腫	t (8 ; 14) (q24 ; q32)，t (2 ; 8) (p12 ; q34), t (8 ; 22) (q24 ; q11)
骨髄異形成症候群		del (5) (q12-q32)，－7，del 7q，＋8

に応用される．

染色体異常は先天性疾患だけでなく，悪性腫瘍や放射線障害などによって後天的にも起こりうる．このうち，臨床検査で応用が進んでいるのは，白血病や悪性リンパ腫である（**表 2-18**）．診断や病型の分類に染色体検査が利用される.

2. 遺伝子検査

遺伝子の異常は先天的にも，また後天的にも起こり，それらの異常が特定の疾患に結びつくことがある.

たとえば，ヘモグロビン遺伝子の異常に基づく異常ヘモグロビン症やサラセミア，血友病，筋ジストロフィーなど，遺伝子の先天性異常が認められるものがある.

後天的に起こる遺伝子異常は悪性腫瘍でみられることがあり，とくに遺伝子検査の臨床応用で進んでいるのは造血器腫瘍である（表 2-19）. 白血病や悪性リンパ腫の診断，細分類，治療経過の観察，治癒や再発のモニターなどに応用される.

遺伝子検査は，宿主である人間以外の遺伝子を検出して疾病を診断することもある. 感染症は，人間の遺伝子とは異なる遺伝子をもつ細菌やウイルスが人間の体内に侵入して発病する. そこで，病原体の遺伝子を検出すれば，感染症の病原体を診断することができる. とくに通常の培養検査が行いにくいウイルスなどの診断に応用されている（表 2-20）.

■表 2-19　造血器腫瘍における遺伝子検査の応用例

種類	疾患	マーカー遺伝子	応用
急性骨髄性白血病	AML-M2	*AML* 1/*MTG* 8	診断，病型判定，MRD 検出
	AML-M3	*PML*/*RARA*	診断，病型判定，MRD 検出
	AML 全般	*WT* 1	予後不良の推測
急性リンパ性白血病	B-ALL	*IgH* 再構成	診断，病型判定，MRD 検出
	T-ALL	*TCR* 再構成	診断，病型判定，MRD 検出
	ALL 全般	*BCR*/*ABL*	予後不良の推測，MRD 検出
	PreB-ALL	*E2A*/*PBX* 1	診断，病型判定，MRD 検出
	ALL 全般	*WT* 1	予後不良の推測
慢性骨髄性白血病		*BCR*/*ABL*	診断，治療効果判定
		WT 1	病勢の判定，治療効果判定
悪性リンパ腫	B リンパ腫	*IgH* 再構成	腫瘍細胞起源，クローン性判定
	T リンパ腫	*TCR* 再構成	腫瘍細胞起源，クローン性判定
成人 T 細胞白血病		HTLV-1 プロウイルス DNA	診断確定

AML：acute myelocytic leukemia 急性骨髄性白血病，ALL：acute lymphocytic leukemia 急性リンパ性白血病，MRD：minimal residual disease 微量残存病変

■表 2-20　おもな病原体の遺伝子検査

HCV-RNA	定性，定量，サブタイプ，プラス鎖 マイナス鎖，超可変領域
HBV-DNA	pre-C 点変異
HIV-RNA	定性，定量
CMV，VZV，HSV，EBV，HHV6・7，HTLV-1，ヒトパルボウイルス B19，アデノウイルス，TTV	DNA 定性（一部定量）
麻疹ウイルス，ムンプスウイルス，日本脳炎ウイルス，GBV	RNA 定性
HPV-DNA	型判定
エンテロウイルス-RNA	PCR 法
ヘルペス科ウイルス	*in situ* hybridization

7 生理機能検査

機械工学や電子工学の技術を駆使して，生体外から循環機能や呼吸機能，神経・筋活動などを測定するもので，**臨床生理検査**または**生体検査**などともよばれる．

1. 心電図検査 Electrocardiogram (ECG, EKG)

心臓に起こる電気的現象を体表面から記録するもので，心疾患の診断や経過観察のために行われる．

心電図は心臓の形態異常を検出するものではなく，電気的現象をみるもので，不整脈や心筋梗塞などの診断に欠かせない検査である．安静時だけでなく，トレッドミル（電動式のベルトの上を歩いたり走ったりする）やエルゴメーター（自転車のペダルをこぐ）による運動負荷をかけて心筋虚血状態をみたり，長時間（通常 24 時間）の心電図検査を行うホルター心電図検査などがある．

心臓の拍動は，洞結節に発する電気的刺激が房室結節に伝わり，ヒス束，左右脚枝，プルキンエ線維を経て心筋に伝わって心筋が収縮することで起きる．この電気的刺激が伝導する過程を**刺激伝導系**といい，それが心電図波形として捉えられる（図 2-24）．すなわち，洞結節の刺激による心房の興奮が P 波として，心室筋の興奮が QRS 波として描出される．心房から心室への伝導時間は PQ 時間として表される．心室の脱分極は T 波として現れる．

心電図波形の変化は，**不整脈**によるリズムの乱れや，ST-T 波の変化をみる**虚血性変化**などで現れる（図 2-25，2-26）．このため，心電図検査は不整脈，虚血性心疾患，心臓肥大症，心膜炎，電解質異常（K，Ca），薬剤中毒（強心薬，抗不整脈薬など），心臓に影響する全身性疾患（甲状腺機能亢進症など）などの疾患の診断に有用である．

■図 2-24　心臓の刺激伝導系と心電図波形

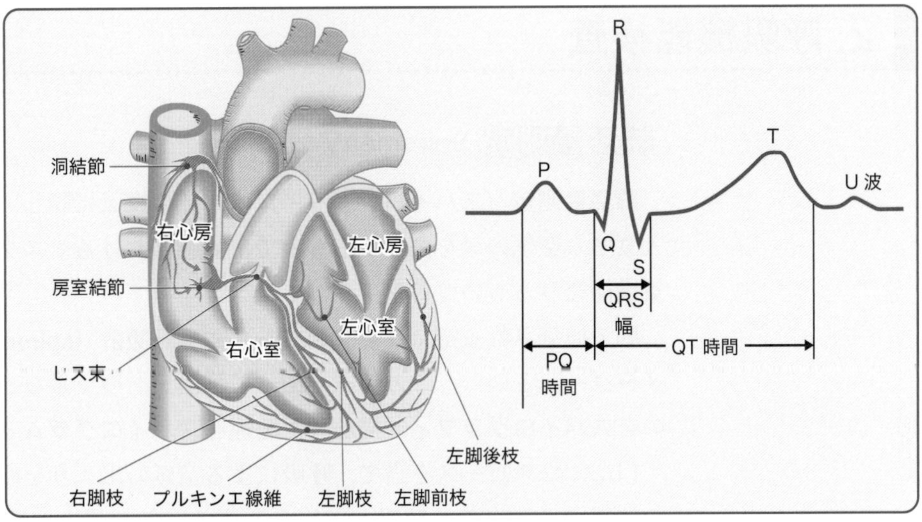

■図 2-25　心室性期外収縮の心電図波形（矢印）

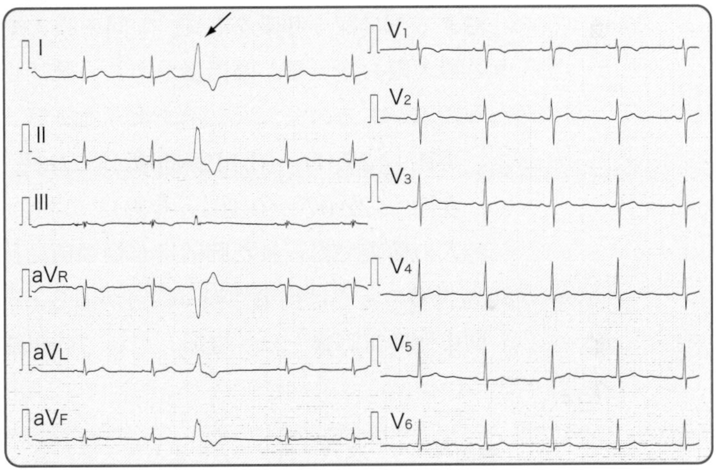

■図 2-26　心房細動の心電図波形

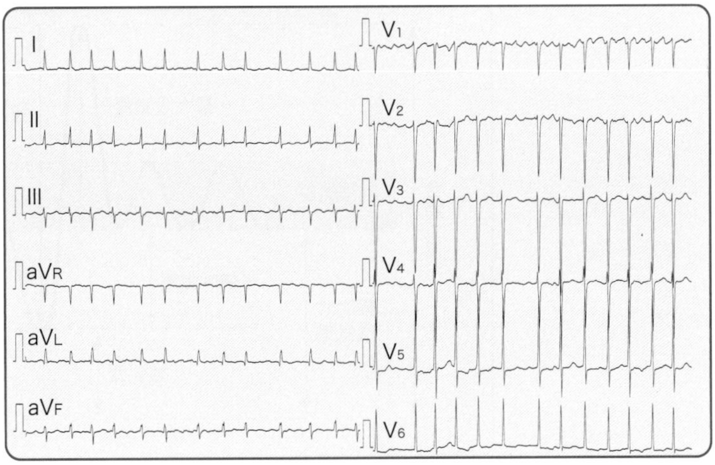

2. 呼吸機能検査

肺活量測定 Spirometry

肺活量測定（スパイロメトリー）は，肺の換気に際して口もとから出入りする空気の量を測定するもので，肺胞におけるガス交換のための**換気機能**をみるものである．

肺で換気される空気量を計測する装置を**呼吸計**（spirometer スパイロメーター）といい，この装置を使って肺活量，換気量などを検査するものを**スパイログラフィ**，描かれた曲線を**スパイログラム**という．

口にマウスピースを当て，呼吸による空気の出入りを検査する．安静の状態でごく自然に呼吸して出入りする空気の量を**1回換気量**という（図 2-27）．

できるだけ深く呼吸をして，1回の吸入または呼出で肺から出入りできる最大限の空気量が**肺活量**である．肺活量は年齢や体格などによりかなり差異があるので，次に示すような計算式によって標準値を求める．

男性：〔27.63－(0.112× 年齢)〕× 身長（cm）

女性：〔22.07－(0.101× 年齢)〕× 身長（cm）

各人の検査で得られた肺活量が標準値に比べて80%以上あれば正常，80%未満のときは拘束性換気障害があると判定する．

拘束性換気障害とは，機能している肺組織が減少している状態を意味

■図 2-27　スパイログラムによる肺活量測定

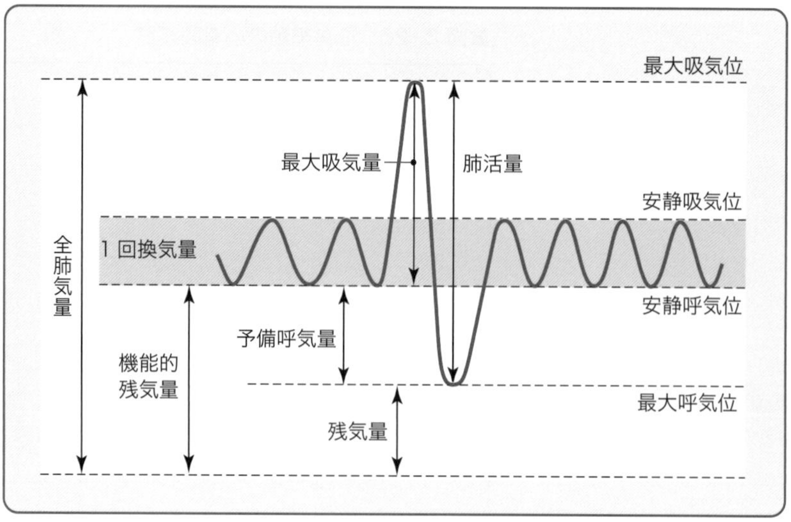

する．拘束性換気障害は，肺組織が硬くなる肺線維症，胸郭の動きが制限される神経筋疾患や胸膜肥厚・癒着あるいは胸郭変形，肺癌などで気管支が閉塞された場合，肺水腫などの疾患で起きる．

努力肺活量測定 Forced vital capacity (FVC)

次に重要な呼吸機能検査が**努力肺活量**の検査である．

患者に思い切り力いっぱい空気を吸い込んでもらい，ついで思い切り空気を吐き出してもらう．このとき，吐き出し始めの 1 秒間に出る空気の量を 1 秒量といい，それを努力肺活量で割り算をしたものが 1 秒率である（図 2-28）．

1 秒率が 70％以上であれば正常であるが，70％未満のときには気道に狭窄があって円滑に空気を吐き出せない病態があると考えられる．このような病態を**閉塞性換気障害**とよび，慢性気管支炎，気管支喘息，肺気腫などでみられる．

■図 2-28　スパイログラム（努力呼出曲線）

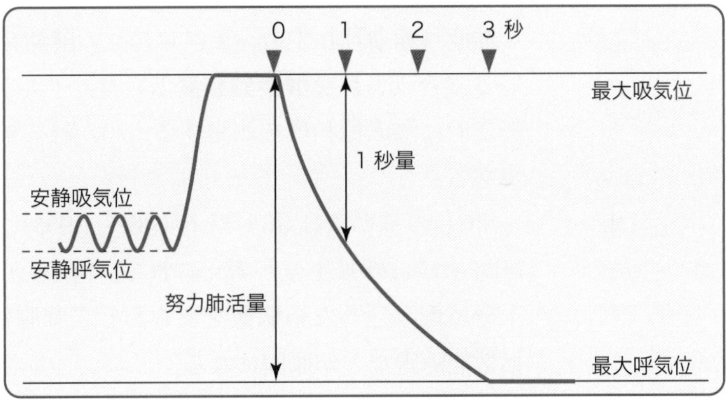

動脈血ガス分析 Arterial blood gas analysis

動脈血ガス分析は，呼吸・循環状態の把握や酸・塩基平衡の判定に行われる．動脈血液を採血し，血液ガス分析器を使って動脈血酸素分圧（PaO_2），動脈血二酸化炭素分圧（$PaCO_2$），pH を測定し，計算によって動脈血酸素飽和度（SaO_2），重炭酸イオン濃度（HCO_3^-），塩基過剰（BE）を求める．

動脈血酸素分圧は健常者では通常 80 ～ 100 mmHg が正常で，吸入酸素濃度の低下，肺胞での換気障害（慢性閉塞性肺疾患，喘息重積発作，神経筋疾患，窒息など），換気・血流量の不均等（肺梗塞，気管支喘息など），肺胞でのガス拡散異常（間質性肺炎，肺炎，肺うっ血など）などで低下する．

動脈血二酸化炭素分圧（$PaCO_2$）は呼吸障害があると上昇し，過換気の状態では低値となる．健常者では35〜45 mmHgが正常である．不安などの心因的要因や中枢神経疾患，心肺疾患，薬剤などによって過換気状態になると低値になり，呼吸筋麻痺（重症筋無力症，筋ジストロフィーなど），心肺疾患（肺炎，重症喘息，うっ血性心不全など）などで高値になる．このほか，睡眠薬服用やフグ中毒，人工呼吸器の調節不全などでも起こる．

体液の酸・塩基平衡状態を把握するのが**動脈血 pH**の測定である．通常では7.35〜7.45の範囲に保たれているが，7.35以下を**アシドーシス**，7.45以上を**アルカローシス**と判定する．酸・塩基平衡の異常は，呼吸不全や腎障害による代謝障害で起こり，呼吸性アシドーシス，代謝性アシドーシス，呼吸性アルカローシス，代謝性アルカローシスがある．

経皮的動脈血酸素飽和度 percutaneous oxygen saturation (SpO_2)

血液（赤血球）中のヘモグロビンの酸素結合部位が酸素で占められている割合（%）を**酸素飽和度**という．パルスオキシメーターを使って，経皮的に酸素飽和度を測定するものが経皮的動脈血酸素飽和度（SpO_2）である．

SpO_2の基準値は96%以上（96〜99%）で，95%以下は低酸素血症，90%未満は呼吸不全が考えられる．SpO_2が低下するのは体内に酸素を十分に取り込めない病態をあらわし，肺胞低換気，換気・血流不均等，拡散能障害などが原因になる．

第3章

臨床検査値を基にした栄養食事指導のポイント

1 糖尿病の臨床検査

1. 糖尿病とは

糖尿病は，膵臓からのインスリン分泌低下，または体組織でのインスリンの作用不足が原因となって，耐糖能が低下し，高血糖の状態をきたす代謝性疾患である．遺伝的な背景に，過食や肥満などの影響が加わって発症する．

糖尿病には，自己免疫機構または特発性に膵臓ランゲルハンス島B細胞が破壊されてインスリンが欠乏する1型と，それ以外のメカニズムによるインスリン分泌低下やインスリン感受性低下が原因となる2型がある．中年以降の肥満者には2型糖尿病が多い．自覚症状としては，高血糖により，口渇，多飲，多尿，全身倦怠感，体重変化などがみられる．合併症としては，腎障害，末梢神経障害，網膜障害など全身性障害が起こりうる．慢性腎不全など合併症の有無と重症度が予後を左右する．

症例提示

症　例：53歳男性，会社員

主　訴：尿糖陽性の精査

現病歴：学生時代は野球をしていたスポーツマンであるが，30歳代から太り始めた．43歳の時に健診で尿糖陽性を指摘されたが，放置していた．今年の健診でも尿糖陽性を指摘され，自覚症状はないが，精査のため来院した．

家族歴：父が糖尿病，脳梗塞

既往歴：特記すべきことなし

生活歴：タバコ　40本/日

アルコール　日本酒3合またはウイスキー水割り5～6杯/日

身体所見：身長171 cm，体重85 kg（BMI 29.1），血圧142/92 mmHg，肝臓2横指触知，膝蓋腱・アキレス腱反射低下

検査所見：

尿：糖（＋），たんぱく（－），ケトン体（－），沈渣：異常なし

血液生化学：AST 30 U/L，ALT 41 U/L，γ-GT 96 U/L，UN 17 mg/dL，Creat 0.9 mg/dL，T-Chol 232 mg/dL，TG 362 mg/dL，Glu 142 mg/dL

75 g糖負荷試験：負荷前血糖132 mg/dL，2時間血糖212 mg/dL

コメント

中年の肥満者で，父親が糖尿病であり，空腹時血糖高値，ブドウ糖負荷試験の結果より，糖尿病と診断される．腱反射低下は末梢神経障害の可能性がある．トリグリセリド高値は糖尿病患者にしばしば合併し，肝腫大とγ-GT高値は脂肪肝を示唆する．

2. 糖尿病の栄養食事指導における臨床検査のポイント

糖尿病は治癒できる病気ではなく，血糖値をコントロールし，動脈硬化などの合併症を防止することが治療の基本になる．そのため，食事療法と運動療法が中心となり，必要に応じてインスリンや血糖降下薬を使用する．糖尿病の予防と治療における**栄養食事指導**の役割は大きく，効果的な栄養食事指導を行うためには，血糖コントロール状態および合併症の有無と程度を臨床検査で日頃からチェックしておくことが重要である．

① 臨床検査による血糖コントロール状態の確認

糖尿病患者での血糖コントロール目標については表 3-1 を参照されたい．65 歳以上の高齢者の血糖コントロール目標については表 3-2 を参照のこと．

■表 3-1　血糖コントロール目標

目標	血糖正常化をめざす際の目標[注 1)]	合併症予防のための目標[注 2)]	治療強化が困難な際の目標[注 3)]
HbA1c (%)[注 4)]	6.0 未満	7.0 未満	8.0 未満
治療目標は年齢，罹病期間，臓器障害，低血糖の危険性，サポート体制などを考慮して個別に設定する．			

注 1）適切な食事療法や運動療法だけで達成可能な場合，または薬物療法中でも低血糖などの副作用なく達成可能な場合の目標とする．
注 2）合併症予防の観点から HbA1c の目標値を 7％未満とする．対応する血糖値としては，空腹時血糖値 130 mg/dL 未満，食後 2 時間値 180 mg/dL 未満をおおよその目安とする
注 3）低血糖などの副作用，その他の理由で治療の強化が難しい場合の目標とする
注 4）いずれも成人に対しての目標値であり，また妊娠例は除くものとする．

（日本糖尿病学会編・著：糖尿病治療ガイド 2022-2023，p.34，文光堂，2022 より）

■表 3-2　高齢者の血糖コントロール目標（HbA1c 値）

<table>
<tr><th colspan="2"></th><th colspan="2">カテゴリーⅠ</th><th>カテゴリーⅡ</th><th>カテゴリーⅢ</th></tr>
<tr><td colspan="2">患者の特徴・健康状態</td><td colspan="2">①認知機能正常
かつ
② ADL 自立</td><td>①軽度認知障害～軽度認知症
または
②手段的 ADL 低下，
基本的 ADL 自立</td><td>①中等度以上の認知症
または
②基本的 ADL 低下
または
③多くの併存疾患や機能障害</td></tr>
<tr><td rowspan="2">重症低血糖が危惧されている薬剤（インスリン製剤，SU 薬，グリニド薬など）の使用</td><td>なし</td><td colspan="2">7.0％未満</td><td>7.0％未満</td><td>8.0％未満</td></tr>
<tr><td>あり</td><td>65 歳以上
75 歳未満
7.5％未満
（下限 6.5％）</td><td>75 歳以上
8.0％未満
（下限 7.0％）</td><td>8.0％未満
（下限 7.0％）</td><td>8.5％未満
（下限 7.5％）</td></tr>
<tr><td colspan="6">治療目標は，年齢，罹患期間，低血糖の危険性，サポート体制などに加え，高齢者では認知機能や基本的 ADL，手段的 ADL，併存疾患なども考慮して個別に設定する．ただし，加齢に伴って重症低血糖の危険性が高くなることに十分注意する．</td></tr>
</table>

（日本糖尿病学会編・著：糖尿病治療ガイド 2022-2023，p.107，文光堂，2022 より）

❷ 合併症の有無・程度の把握

高血糖の状態が続くと血管病変を起こしやすく，これに伴う合併症として，腎障害，網膜症，神経障害がある．患者への栄養食事指導の際にも，常に合併症の有無や程度の把握に留意しておく．

■腎障害の検査

尿検査で尿たんぱくが陽性になったり，尿中微量アルブミンの定量で 25 μg/mL 以上，または 1 日に 30 mg 以上出ているときには腎障害が疑われる．さらに，腎障害が進行すれば，尿素窒素（UN），クレアチニンが高値になり，クレアチニンクリアランスが低下する．

■網膜症の検査

糖尿病では網膜症を合併して眼底出血による視力障害をきたしたり，白内障が進行したりする．定期的に視力検査，眼底検査など眼科の検査が必要である．

■神経障害の検査

末梢神経障害が合併すると，しびれ，感覚鈍麻によるコタツや湯たんぽなどでの低温熱傷，インポテンスなどが問題になる．神経症状の発現は腱反射低下，温度覚や振動覚検査での感覚異常の検出，神経伝導速度検査での遅延などが認められる．

❸ 糖尿病患者における臨床検査の進め方

糖尿病を診断するには，下記の検査・診断チャートのように検査を進める．

糖尿病の検査・診断チャート

糖尿病の疑い	糖尿病の診断	合併症の診断	治療経過の観察
尿糖検査 血糖検査 一般検査 　胸部 X 線検査 　心電図検査 　肝機能検査 　血清脂質検査 　血清たんぱく	糖負荷試験	糖尿病性腎症 　尿たんぱく 　尿中微量アルブミン 　UN 　クレアチニン 網膜症 　眼底検査 神経障害 　腱反射 　振動覚検査 　神経伝導速度検査	尿糖検査 血糖検査 HbA1c フルクトサミン 糖化アルブミン 1,5-AG 一般検査

2 脂質異常症（高脂血症）の臨床検査

1. 脂質異常症（高脂血症）とは

血中総コレステロール，LDL-コレステロール，トリグリセリドが高値，あるいはHDL-コレステロールが低値の病態を**脂質異常症**とする．従来は，血中コレステロールかトリグリセリド（中性脂肪）が高値の病態を**高脂血症**としていた．しかし，とくに動脈硬化との関連ではLDL-コレステロール高値とHDL-コレステロール低値が問題になることが明らかになり，これらの状態を脂質異常症として注意が喚起されるようになった．

脂質異常症は脂質の代謝異常が原因で，脂質の摂取過剰，産生過剰，もしくは処理能力低下などによって起こる．脂質異常症は遺伝的背景に基づいて原発性に発症するほか，糖尿病や甲状腺機能低下症などの疾患に続発する場合もある．

脂質異常症の症状は，顔面・頸部・背部・臀部などに結節性黄色腫を認めたり，アキレス腱などに腱黄色腫を認める程度である．しかし，脂質異常症は動脈硬化性病変を進行させ，虚血性心疾患や脳梗塞などの原因になるので，たとえ症状が乏しくても適切な治療を行うことが重要である．

高コレステロール血症の発症は，50歳までは男性に多いが，女性の閉経後は性差がなくなる．高トリグリセリド血症の発症は男性に多く，40～50歳代に多い．女性は閉経後に増加する．

症例提示

症　例：35歳男性，会社員

現病歴：1年前から運動時に前胸部不快感が出現するようになり，来院した．

家族歴：兄が脂質異常症で治療中

既往歴：特記すべきことなし

身体所見：身長170 cm，体重66 kg，血圧110/80 mmHg，眼瞼黄色腫，アキレス腱肥厚

検査所見：

尿：糖（−），たんぱく（±）

血液生化学：AST 42 U/L，ALT 53 U/L，γ-GT 92 U/L，T-Chol 360 mg/dL，TG 145 mg/dL，LDL-Chol 231 mg/dL，HDL-Chol 34 mg/dL

コメント

総コレステロールが高値でトリグリセリドは正常，LDL-Cholの増加したIIa型高脂血症（脂質異常症）の患者である．兄にも脂質異常症があり，家族性と考えられる．若年者であるのに眼瞼に黄色腫があり，アキレス腱が肥厚しているのは脂質異常症が原因である．運動時の前胸部不快感は，冠動脈硬化による狭心症である．

2. 脂質異常症（高脂血症）の栄養食事指導における脂質検査のポイント

❶ 臨床検査による脂質異常症の診断

脂質異常症は，初期には自覚症状がないので，血液検査をしてはじめて診断されることが多い（表 3-3）．動脈硬化などが進行しないうちに栄養食事指導を開始することが重要なので，脂質検査の意義は大きい．

高脂血症には，原発性と二次性（続発性）がある．原発性高脂血症は家族性であることが多いので，患者の家族歴をよく確認する．二次性高脂血症の原因になる基礎疾患としては，糖尿病，甲状腺機能低下症，ネフローゼ症候群が頻度的には高い．尿糖・血糖検査，甲状腺ホルモン検査，尿たんぱく・血清たんぱく検査は必ず行う必要がある．

原発性高脂血症では，血清脂質，リポたんぱく電気泳動，アポたんぱく測定などを行って病型を判定する（表 2-7〈p.34〉を参照）．

■表 3-3　脂質異常症診断基準

LDL コレステロール	140 mg/dL 以上	高 LDL コレステロール血症
	120 ～ 139 mg/dL	境界域高 LDL コレステロール血症**
HDL コレステロール	40 mg/dL 未満	低 HDL コレステロール血症
トリグリセライド	150 mg/dL 以上（空腹時採血*）	高トリグリセライド血症
	175 mg/dL 以上（随時採血*）	
Non-HDL コレステロール	170 mg/dL 以上	高 non-HDL コレステロール血症
	150 ～ 169 mg/dL	境界域高 non-HDL コレステロール血症**

* 基本的に 10 時間以上の絶食を「空腹時」とする．ただし水やお茶などカロリーのない水分の摂取は可とする．空腹時であることが確認できない場合を「随時」とする．

** スクリーニングで境界域高 LDL-C 血症，境界域高 non-HDL-C 血症を示した場合は，高リスク病態がないか検討し，治療の必要性を考慮する．

- LDL-C は Friedewald 式（TC−HDL-C−TG/5）で計算する（ただし空腹時採血の場合のみ）．または直接法で求める．
- TG が 400 mg/dL 以上や随時採血の場合は non-HDL-C（＝ TC−HDL-C）か LDL-C 直接法を使用する．ただしスクリーニングで non-HDL-C を用いる時は，高 TG 血症を伴わない場合は LDL-C との差が＋ 30 mg/dL より小さくなる可能性を念頭においてリスクを評価する．
- TG の基準値は空腹時採血と随時採血により異なる．
- HDL-C は単独では薬物介入の対象とはならない．

（日本動脈硬化学会編：動脈硬化性疾患予防ガイドライン 2022 年版，p.22，日本動脈硬化学会，2022）

❷ 合併症の有無・程度の診断のための検査

高脂血症のタイプ（表 2-7〈p.34〉）により，合併しやすい疾患があるので，それぞれのタイプに応じた注意が必要である（表 3-4）．

■表 3-4　高脂血症によくみられる合併症

タイプ	合併症
Ⅰ，Ⅳ，Ⅴ型でとくに TG≧400 mg/dL	急性膵炎，脾梗塞
Ⅳ，Ⅴ型	脳梗塞，心筋梗塞
Ⅱa，Ⅱb，Ⅲ型で T-Chol≧220 mg/dL	虚血性心疾患，脱疽，脳梗塞

❸ 経過観察のための検査

栄養食事指導や運動療法，さらに薬物療法を開始した後は，下記の検査・診断チャートのように血清脂質がコントロールされていることの確認（表 3-5，6 参照）と，合併症の有無と程度の把握を定期的に行う．臨床検査の結果に応じて対応する．

脂質異常症の検査・診断チャート

脂質異常症の診断	二次性高脂血症の検査	高脂血症のタイプ診断	合併症の診断	経過観察の検査
血清脂質検査 T-Chol HDL-Chol LDL-Chol Non HDL-Chol TG	糖尿病 　ブドウ糖負荷試験 甲状腺機能低下症 　遊離 T_4, TSH 測定 ネフローゼ症候群 　尿たんぱく， 　血清たんぱく定量	リポたんぱく 電気泳動 アポたんぱく 測定	尿検査 肝機能検査 腎機能検査 胸部 X 線検査 心電図検査 心エコー検査 腹部エコー検査 脳 CT/MRI 検査	血清脂質検査 合併症の検査

■表 3-5　LDL コレステロール 120 mg/dL 以上の場合の指針

- 冠動脈疾患の既往がある → **二次予防**
- 糖尿病，慢性腎臓病，非心原性脳梗塞，末梢動脈疾患のいずれかがある → **高リスク**
- 上記以外は，喫煙，高血圧，低 HDL コレステロール血症，耐糖能異常，早発性冠動脈疾患家族歴の多寡により → **低，中，高リスク**

■表 3-6　リスク区分別脂質管理目標値

治療方針の原則	管理区分	脂質管理目標値（mg/dL）			
		LDL-C	Non-HDL-C	TG	HDL-C
一次予防 まず生活習慣の改善を行った後，薬物療法の適用を考慮する	低リスク	＜160	＜190	＜150（空腹時）*** ＜175（随時）	≧40
	中リスク	＜140	＜170		
	高リスク	＜120 ＜100*	＜150 ＜130*		
二次予防 生活習慣の是正とともに薬物治療を考慮する	冠動脈疾患またはアテローム血栓性脳梗塞（明らかなアテローム****を伴うその他の脳梗塞を含む）の既往	＜100 ＜70**	＜130 ＜100**		

- *糖尿病において，末梢動脈疾患，細小血管症（網膜症，腎症，神経障害）合併時，または喫煙ありの場合に考慮する．（第 3 章 5.2 参照）
- **「急性冠症候群」，「家族性高コレステロール血症」，「糖尿病」，「冠動脈疾患とアテローム血栓性脳梗塞（明らかなアテロームを伴うその他の脳梗塞を含む）」の 4 病態のいずれかを合併する場合に考慮する．
- 一次予防における管理目標達成の手段は非薬物療法が基本であるが，いずれの管理区分においても LDL-C が 180 mg/dL 以上の場合は薬物治療を考慮する．家族性高コレステロール血症の可能性も念頭に置いておく．（第 4 章参照）
- まず LDL-C の管理目標値を達成し，次に non-HDL-C の達成を目指す．LDL-C の管理目標を達成しても non-HDL-C が高い場合は高 TG 血症を伴うことが多く，その管理が重要となる．低 HDL-C については基本的には生活習慣の改善で対処すべきである．
- これらの値はあくまでも到達努力目標であり，一次予防（低・中リスク）においては LDL-C 低下率 20 ～ 30%も目標値となり得る．
- ***10 時間以上の絶食を「空腹時」とする．ただし水やお茶などカロリーのない水分の摂取は可とする．それ以外の条件を「随時」とする．
- ****頭蓋内外動脈の 50%以上の狭窄，または弓部大動脈粥腫（最大肥厚 4 mm 以上）
- 高齢者については第 7 章を参照．

（日本動脈学会編：動脈硬化性疾患予防ガイドライン 2022 年版，p71，日本動脈硬化学会，2022）

column

肥満とメタボリックシンドローム

■肥満

肥満とは，体内の脂肪組織が過剰に増加した状態で，体格指数（BMI ＝体重〔kg〕／身長〔m^2〕）≧ 25 のものをいう．

肥満症とは，肥満に起因ないし関連する健康障害を合併するか，その合併が予測される場合で，医学的に減量を必要とする病態をいう（表 3-7）．

■メタボリックシンドローム

たとえ程度は軽くても，リスクがいくつか重なると動脈硬化性疾患を起こしやすいことから，内臓脂肪を基本とし，そのほかに耐糖能異常，脂質異常（高トリグリセリド血症かつ/または低 HDL コレステロール血症），血圧高値のうち 2 項目が同時に存在する場合をメタボリックシンドロームとして注意が喚起されている（表 3-8）．2008 年 4 月からは特定健診としても検査が行われている．

■表 3-7　肥満の判定基準

Body Mass Index（BMI）	判　定	WHO 基準
＜18.5	低 体 重	Underweight
18.5≦～＜25	普通体重	Normal range
25≦～＜30	肥満（1 度）	Pre-obese
30≦～＜35	肥満（2 度）	Obese class Ⅰ
35≦～＜40	肥満（3 度）	Obese class Ⅱ
40≦	肥満（4 度）	Obese class Ⅲ

●標準体重（理想体重）は BMI 22 とする．
●BMI ＝体重（kg）÷ 身長（m）^{2}

（日本肥満学会，肥満症診療ガイドライン 2016）

■表 3-8　メタボリックシンドロームの診断基準

内臓脂肪（腹腔内脂肪）蓄積	ウエスト周囲長	男性≧85 cm 女性≧90 cm
	（内臓脂肪蓄積　男女とも≧100 cm^2 に相当）	
上記に加え以下のいずれか 2 項目以上		
高トリグリセリド血症 低 HDL コレステロール血症	かつ / または	≧150 mg/dL ＜ 40 mg/dL（男女とも）
収縮期血圧 拡張期血圧	かつ / または	≧130 mmHg ≧ 85 mmHg
空腹時高血糖		≧110 mg/dL

●CT スキャンなどで内臓脂肪量測定を行うことが望ましい．
●ウエスト周囲長は立位，軽呼気時，臍レベルで測定する．脂肪蓄積が著明で臍が下方に偏位している場合は，肋骨弓下縁と前腸骨稜上線の中点の高さで測定する．
●メタボリックシンドロームと診断された場合，糖負荷試験がすすめられるが，診断には必須ではない．
●高トリグリセリド血症，低 HDL コレステロール血症，高血圧，糖尿病に対する薬剤治療を受けている場合は，それぞれの項目に含める．

（日本内科学会，2005）

3　虚血性心疾患の臨床検査

1. 虚血性心疾患とは

虚血性心疾患は，冠動脈の動脈硬化もしくは攣縮が原因となって心筋への酸素供給が不十分となり，**心筋虚血**によって発生する疾患である．心筋虚血は一過性のもの（**狭心症**）や，心筋の壊死まで陥るもの（**心筋梗塞**）など，さまざまな病態がある（表 3-9）．

■表 3-9　虚血性心疾患の種類

1．一過性心筋虚血	a．狭心症 ・安定労作狭心症 ・不安定狭心症 ・冠細小血管性狭心症 b．無痛性心筋虚血
2．心筋梗塞症	a．急性心筋梗塞症 b．陳旧性心筋梗塞症
3．一次性心停止（突然死）	
4．虚血性心不全（虚血性心筋症）	

症例提示

症　例：36 歳男性，会社員

主　訴：前胸部絞扼感

現病歴：早朝にランニング中，突然に前胸部が締め付けられるように痛み，両腕のしびれ感も覚えた．そのうち目の前が真っ暗になって倒れ，通行人の通報によって救急車で来院した．

家族歴：父（49 歳）と兄（43 歳）が心筋梗塞で死亡

既往歴：特記すべきことなし

生活歴：タバコ　40 本 / 日，
アルコール　ビール 700 mL/ 日

身体所見：身長 162 cm，体重 62 kg，血圧 86/40 mmHg

検査所見：

血球検査：白血球 12,600/μL，ヘモグロビン 18.6 g/dL，血小板 45 万 /μL

血液生化学：AST 78 U/L，ALT 32 U/L，LD 530 U/L，CK 320 U/L，T-Chol 356 mg/dL，TG 420 mg/dL

心電図検査：II，III，aVF に異常 Q 波

コメント

喫煙，脂質異常症が危険因子となって発病した心筋梗塞である．白血球増加，AST・LD・CK 高値はいずれも心筋壊死による異常を示している．とくに CK は心筋マーカーとして心筋梗塞の早期診断に役立つ．心電図検査から，下壁梗塞と判定された．

虚血性心疾患を誘発するリスクファクター（危険因子）として，脂質異常症，糖尿病，高血圧症，高尿酸血症，肥満，喫煙，運動不足，ストレスなどがある．高齢化社会を反映して虚血性心疾患で死亡する人は増えており，人口 10 万当たり 55.4 人の死亡率で，心疾患は悪性腫瘍に次いで死因の第２位となっている（2021 年現在）．

2. 虚血性心疾患の栄養食事指導における臨床検査のポイント

❶ 狭心症の診断のための検査

狭心症は，心筋の酸素需要と冠動脈からの酸素供給のバランスが乱れて一過性の心筋虚血が起こり，その結果として胸痛発作または胸部不快感を訴える疾患である．労作時に生じることも，安静時に起きることもある．

治療にはニトログリセリンが有効である．狭心症には，発作の経過や出現する条件がほぼ決まっている安定狭心症と，一定でない不安定狭心症とがある．不安定狭心症では，次第に発作の頻度や強さが増し，持続時間も長くなって，ニトログリセリンにも反応しなくなってくる．

狭心症を診断するには，以下の検査・診断チャートのように検査を進める．

狭心症の検査・診断チャート

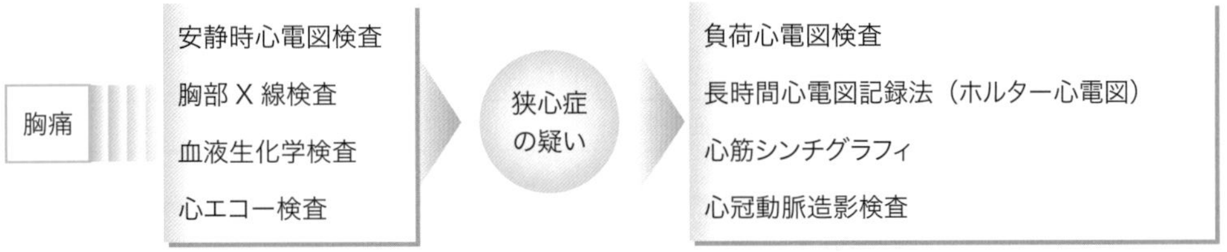

❷ 心筋梗塞の診断のための検査

心筋梗塞は冠動脈が急性に閉塞し，血流が途絶える結果，心筋が壊死に陥る状態である．激烈な胸痛発作で始まり，ショックや心不全に陥ることも多いので，迅速に診断を行い，適切な処置を行う．胸痛の性状，心電図，血液生化学検査（AST，CK，LD など逸脱酵素の上昇）でほぼ診断は可能である．

次頁に示す検査・診断チャートのように検査を進めるが，刻々と病態は変化するので，随時適切な処置を行いながら検査を行う．

心筋梗塞の検査・診断チャート

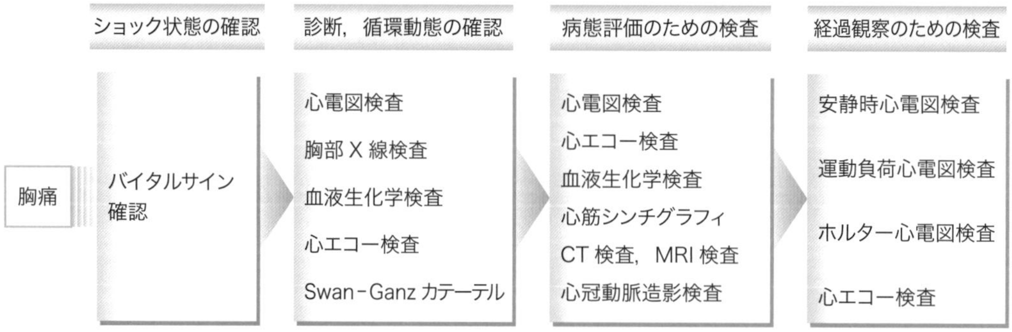

③ 虚血性心疾患のリスクファクターの検査

虚血性心疾患の治療としても，また再発を予防する意味からも，リスクファクターの有無と程度を十分に把握し，それぞれのリスクファクターを取り除くことが欠かせない．とくに虚血性心疾患のリスクファクターを取り除くためには栄養食事指導が重要な役割を果たすので，リスクファクターを評価しておくことはとりわけ重要である（表3-10）．

■表3-10　虚血性心疾患のリスクファクターと検査法

脂質異常症	血清脂質検査
糖尿病	尿糖，血糖，ブドウ糖負荷検査
高血圧症	血圧測定，腎機能検査
高尿酸血症	血清尿酸値測定
肥満	体重，体脂肪測定
喫煙	喫煙歴聴取
運動不足	日常での活動量聴取
ストレス	ストレスをチェック，心理テスト

4 高尿酸血症（痛風）の臨床検査

1. 高尿酸血症（痛風）とは

血清尿酸値が高値の病態を**高尿酸血症**といい，それが持続し，体内に蓄積した尿酸が結晶を作り，急性の関節炎を起こす病態を**痛風**という．痛風は男性に多く，全人口の0.2～0.4%程度であるが，成人男性の約1%にみられる．痛風患者数の5～10倍程度に高尿酸血症があるといわれる．

症例提示

症　例：38歳男性，公務員
主　訴：左足母趾関節痛
現病歴：2日前から左足母趾関節付近が赤く腫れ，激痛が襲ってきた．
家族歴：特記すべきことなし
既往歴：特記すべきことなし
身体所見：身長178 cm，体重86 kg，血圧146/76 mmHg，左足母趾基関節の発赤と腫脹
検査所見：
尿：糖（－），たんぱく（－），潜血（－）
血球検査：白血球9,800/μL，ヘモグロビン15.6 g/dL，血小板32万/μL
血液生化学：TP 8.4 g/dL，Alb 4.8 g/dL，UN 12 mg/dL，Creat 1.1 mg/dL，UA 10.3 mg/dL，Na 134 mEq/L，K 4.3 mEq/L，Cl 96 mEq/L，Ca 10.0 mg/dL，AST 24 U/L，ALT 28 U/L，LD 208 U/L，γ-GT 140 U/L，ALP 329 U/L，T-Bil 1.2 mg/dL，T-Chol 315 mg/dL，TG 112 mg/dL，Glu 96 mg/dL，CK 74 U/L，CRP 2.6 mg/dL
腹部エコー検査：脂肪肝

コメント

典型的な痛風発作症状があり，かつ血清尿酸値も10.3 mg/dLと高く，CRPは2.6 mg/dLで炎症所見があり，高尿酸血症による痛風である．肥満があり，高コレステロール血症，脂肪肝も認められる．

2. 高尿酸血症（痛風）の栄養食事指導における臨床検査のポイント

❶ 高尿酸血症（痛風）の診断のための検査

痛風は尿酸の高値が原因になって起きるので，診断で重要なのは血清尿酸値を検査することである（図3-1）．痛風発作の診断は，突然に始まる関節の激痛で，発赤，腫脹，熱感などの臨床症状の確認が基本になる．母趾基関節（第1中足趾節関節）に起こる頻度がもっとも多く，

70％程度である．臨床検査では，白血球増加，CRP 陽性など炎症所見がある．X 線検査で骨の破壊と変形がみられることもある．

■図 3-1　高尿酸血症の治療指針（検査に関係する部分のみ掲載）

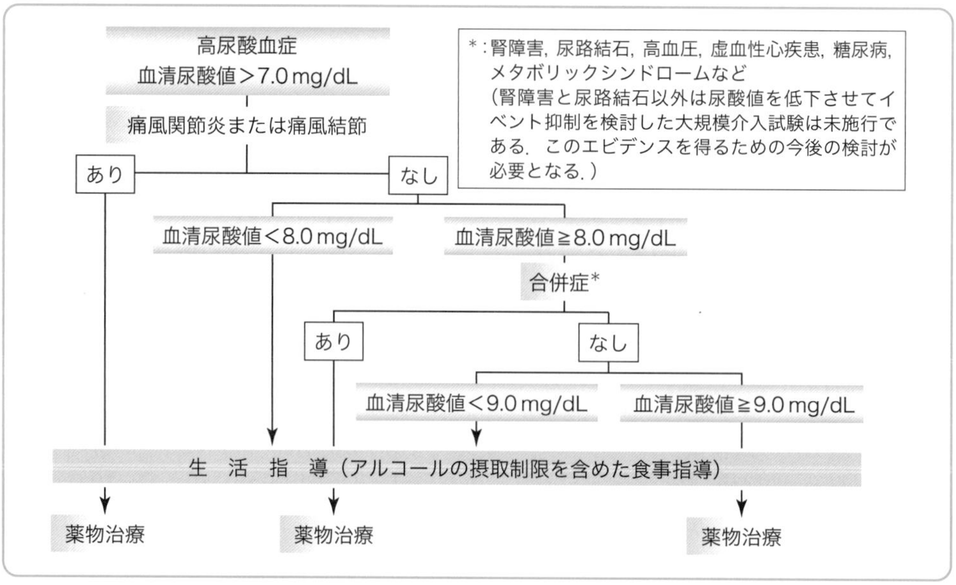

（日本痛風・尿酸核酸代謝学会ガイドライン改訂委員会：高尿酸血症・痛風の治療ガイドライン第 3 版：p116，診断と治療社，2018）

❷ 合併症の有無を診断するための検査

高尿酸血症の合併症には，腎・尿管結石，腎障害（痛風腎による腎不全），動脈硬化症などがある．これらの有無および程度をチェックする．

❸ 治療後の経過観察のための検査

食事療法，生活改善，または薬物療法を開始した後は血清尿酸値を定期的にチェックする．同時に腎機能や動脈硬化症などのチェックも行う．

高尿酸血症（痛風）の検査・診断チャート

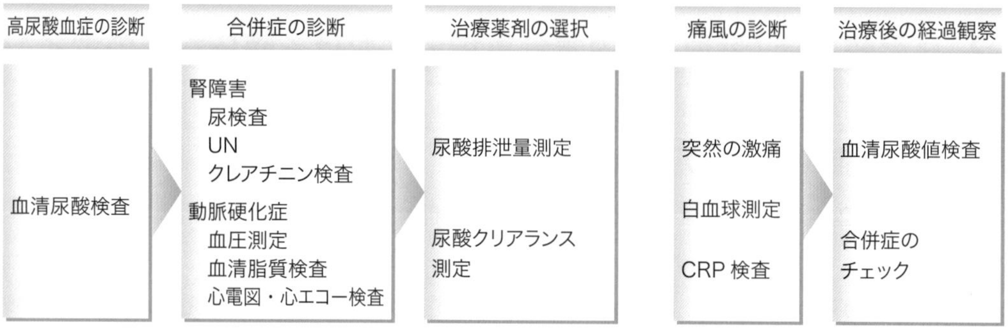

5　肝・胆道疾患の臨床検査

肝疾患の主なものには，ウイルスなどが原因となる急性肝炎や，それが慢性化した慢性肝炎，肝硬変，肝癌などがある．また，アルコールや薬剤による肝障害もある．このほか，腎疾患，心臓疾患，膠原病，血液疾患などで二次的に肝臓が傷害されることもある．

胆道・胆管系疾患には，胆石症，胆囊炎，胆管癌などがある．これらの疾患では胆汁の排泄が障害され，黄疸や腹痛がみられることが特徴である．

肝疾患と胆道・胆管系疾患は互いに関連しているため，肝・胆道疾患として総称されることが多い．ここでは代表的な肝・胆道疾患として，急性肝炎，慢性肝炎，肝硬変，胆石症について解説する．

■急性肝炎

1. 急性肝炎とは

急性肝炎は，ウイルス，薬物，アルコールなどの作用によって肝細胞が急性に傷害され，肝細胞が変性と壊死を起こし，それに引き続いて生体側の炎症反応が加わった病態である．肝機能が低下する結果，全身倦怠感，食欲不振，嘔気，嘔吐，黄疸などの症状があらわれる．

肝炎を起こしうるウイルスには，A～G型肝炎ウイルス，EBウイルス，サイトメガロウイルスなどがある．**肝炎ウイルス**が原因となることが多く，A型肝炎ウイルスが急性肝炎の約30%，B型肝炎ウイルスが約30%，C型肝炎ウイルスが約20%で，他は不明である．A型肝炎ウイルスは生の魚介類などから経口感染する．B，C型肝炎ウイルスは血液を介して感染したり，母子感染が起きる．

症例提示

症　例：32歳男性，会社員

主　訴：全身倦怠感，食欲不振

現病歴：3日前から全身倦怠感，食欲不振があり，微熱もあり，来院した．

既往歴：特記すべきことなし

身体所見：身長165 cm，体重58 kg，眼球結膜黄疸あり

検査所見：

尿：糖（－），たんぱく（－）

血液生化学：AST 1,500 U/L以上，ALT 1,500 U/L以上，LD 868 U/L，γ-GT 280 U/L，T-Bil 2.6 mg/dL，D-Bil 1.8 mg/dL

免疫血清：IgM-HAV抗体（－），HBs抗原（－），HCV抗体（－）

コメント

逸脱酵素の AST，ALT が 1,500 U/L 以上の超高値で，ビリルビンも上昇している．急性肝炎と診断できるが，原因として A，B，C 型ウイルス感染は否定的である．安静を保ち，食欲が出てくれば高たんぱく高エネルギー食にして肝細胞の回復を促進させる．

2. 急性肝炎の栄養食事指導における肝機能検査のポイント

急性肝炎の多くは急性期を経て治癒するが，なかには慢性肝炎へ移行するケースもあり，定期的な肝機能検査が必要である．急性肝炎であることの診断，肝障害の程度の評価，原因の解明が重要で，経過観察するうえでの検査も重要になる．

急性肝炎の検査・診断チャート

急性肝炎の診断	肝障害の程度の評価	原因の診断	経過観察
現病歴 自覚症状 黄疸，肝腫大 肝機能検査 （AST，ALT，LD，γ-GT など） 腹部エコー検査	ビリルビン アルブミン コリンエステラーゼ プロトロビン時間 ICG 試験 アンモニア（劇症肝炎）	ウイルス抗原 ウイルス抗体 アルコール歴確認 薬剤服用歴確認	肝機能検査 腹部エコー検査 ウイルス抗原・抗体

慢性肝炎

1. 慢性肝炎とは

慢性肝炎は，急性肝炎に罹った後，6 か月以上にわたって肝臓に炎症が残り，臨床症状や肝機能異常が遷延する病態をいう．肝臓内の門脈域を中心に，円形細胞や線維の新増生があり，さまざまな程度の肝細胞変性，壊死を起こしている．

慢性肝炎の原因として，わが国では，肝炎ウイルスの持続感染によるものが圧倒的に多い．このうち，約 30％は B 型肝炎ウイルス，約 70％は C 型肝炎ウイルスによるものである．このほか，アルコール，自己免疫，薬剤アレルギーが原因になることもある．

自覚症状として，全身倦怠感，易疲労感，食欲不振，腹部膨満感，皮膚掻痒感などがある．身体所見として，肝腫大，皮膚のクモ状血管腫，手掌紅斑，色素沈着，黄疸などがある．

2. 慢性肝炎の栄養食事指導における肝機能検査のポイント

慢性肝炎の診断ならびに経過を観察するには，肝機能検査やエコー検査，CT 検査などの画像検査が中心になる（表 3-11）.

■表 3-11　慢性肝炎の診断と経過観察に重要な検査

現病歴	急性肝炎の既往がある
症状 身体所見	全身倦怠感，食欲不振など 肝腫大など
肝機能検査	AST，ALT，LD, γ-GT などの高値 ICG 試験での異常
ウイルス抗原・抗体検査	HBs 抗原，HCV 抗体
画像検査	エコー検査，核医学検査，CT 検査，腹腔鏡検査
病理組織検査	肝生検

■ 肝硬変

1. 肝硬変とは

肝硬変は，慢性肝障害の終末病変である．さまざまな原因によって肝細胞が壊死したり変性したりして，炎症を起こす．そして，それを修復するために線維化と肝細胞の再生が持続的あるいは反復性に起き，肝臓の基本構造が改築されている病態である．

原因としては，C 型肝炎ウイルス，B 型肝炎ウイルスによるものがもっとも多く，ほかにはアルコール，自己免疫なども原因になる．特殊なものとして，代謝異常症（ヘモクロマトーシス，ウイルソン病など），うっ血（心臓性肝硬変，バッド･キアリ症候群など），胆汁うっ滞（原発性胆汁性肝硬変，先天性胆道閉鎖症など），寄生虫症（日本住血吸虫症など）などがある．

肝硬変には，肝機能が比較的安定している代償期と，肝不全に陥る非代償期がある．代償期には，自覚症状は軽く，全身倦怠感，腹部膨満感がみられる程度である．身体所見としては，皮膚のクモ状血管腫，手掌紅斑，肝腫大，脾腫などがある．非代償期には，肝機能不全，循環動態異常があり，高度の全身倦怠感，嘔気，嘔吐，黄疸，浮腫，腹水などが現れる（図 3-2）．アンモニアなどが増えて脳機能に障害を及ぼして肝性脳症を起こせば，精神障害や意識障害が現れる．食道静脈瘤破裂による消化管出血も起こりうる．

■図 3-2　肝硬変による腹水（腹部の著明な膨隆がある）

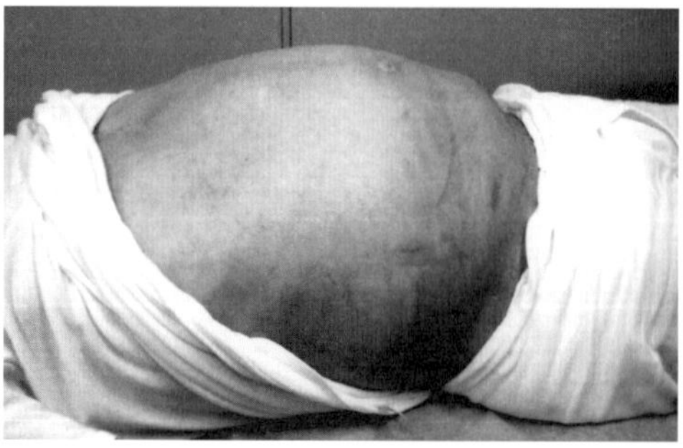

症例提示

症　例：56 歳男性，会社員

主　訴：食欲不振，全身倦怠感

現病歴：2 か月前から食欲がなくなり，全身倦怠感も強くなって来院した．

既往歴：35 歳時，交通事故で輸血を受けた．

身体所見：身長 163 cm，体重 52 kg，腹部膨隆，下腿浮腫

検査所見：

尿：糖（−），たんぱく（−），潜血（−）

血球検査：白血球 2,200/μL，赤血球 228 万/μL，ヘモグロビン 4.6 g/dL，ヘマトクリット 17%，血小板 8.9 万/μL

血液生化学：TP 6.4 g/dL，Alb 2.8 g/dL，UN 28 mg/dL，Creat 0.9 mg/dL，UA 5.1 mg/dL，AST 21 U/L，ALT 9 U/L，LD 210 U/L，γ-GT 61 U/L，T-Bil 0.8 mg/dL，ChE 86 U/L，T-Chol 112 mg/dL，TG 55 mg/dL，Glu 116 mg/dL，Amy 63 U/L，CK 154 U/L

免疫血清：HBs 抗原（−），HCV 抗体（+）

腫瘍マーカー：AFP 1.6 ng/mL，CEA 3.5 ng/mL

ICG15 分値：20.3%

上部消化管内視鏡検査：食道静脈瘤

腹部エコー検査：腹水貯留

コメント

肝硬変で肝機能が低下し，代謝機能が障害されてアルブミン，コレステロール，コリンエステラーゼなどが低下している．門脈圧亢進状態にあり，脾腫による汎血球減少，食道静脈瘤がある．ICG 試験の異常は異物排泄機能の低下をあらわす．肝硬変の原因は，輸血時の C 型肝炎ウイルス感染と考えられる．腫瘍マーカーの AFP は高くないため，肝癌の合併は否定された．

2. 肝硬変の栄養食事指導における肝機能検査のポイント

肝硬変では肝細胞の変性・壊死により，さまざまな肝機能が低下している．すなわち，肝臓でのたんぱく合成機能の低下，排泄機能の低下，解毒機能の低下などがある．また，慢性炎症反応によって，γ-グロブリンが増加している．さらに門脈と大循環の間にシャントがあり，門脈圧が亢進している．これらの異常の有無と程度を検査で確認する（図 3-3）．

また，エコー検査や CT 検査などの画像検査で肝臓の形態学的変化を確認したり，肝生検で病理組織学的に診断する（図 3-4）.

肝硬変から肝癌に進展することもあり，画像検査や，α-フェトプロテイン（AFP）など腫瘍マーカーで経過を観察する．α-フェトプロテインは慢性肝炎や肝硬変でも高値になることがあるが，肝癌に比べれば軽度の高値にとどまる．経過を観察しているうちに急速に検査値が上昇していく場合には，肝癌の合併を考える必要がある.

■図 3-3　肝疾患の検査と病態の関連

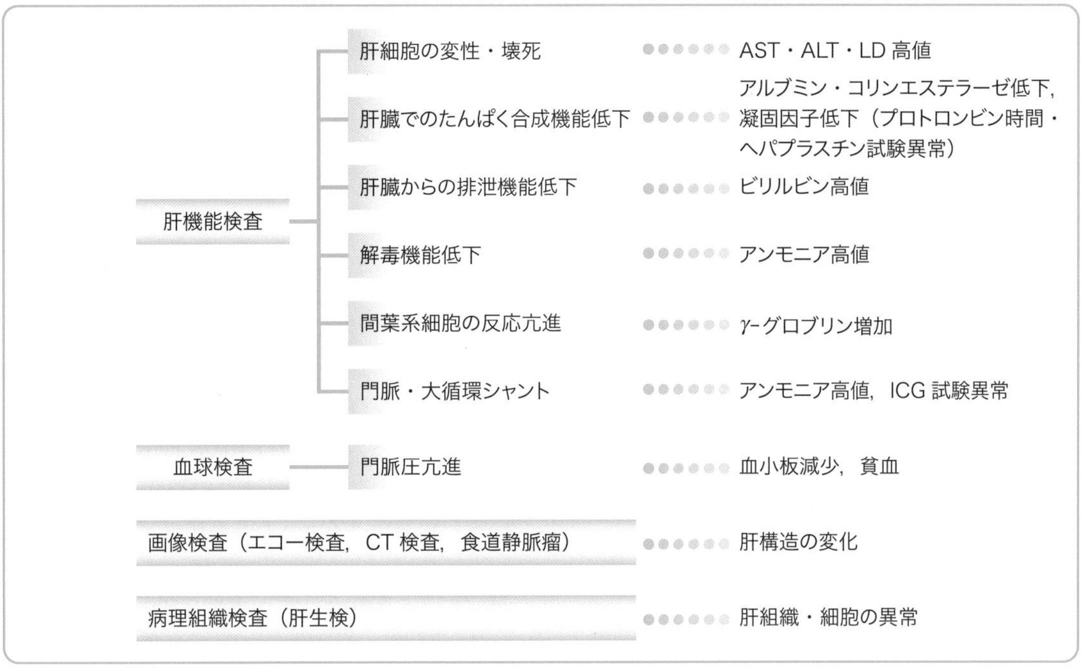

■図 3-4　肝硬変の CT 像（肝臓の表面が不整に萎縮し，脾臓は腫大している）

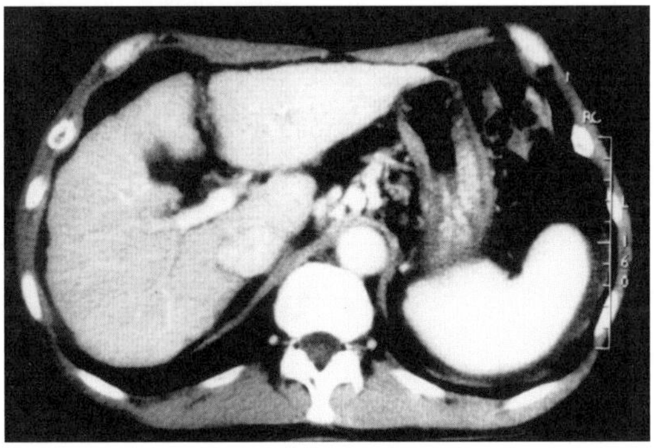

■胆石症

1. 胆石症とは

胆石症は胆嚢や胆管に**結石**が存在する状態で，コレステロールやビリルビンなどの代謝異常に伴って起こる．食後の右季肋部痛や悪心・嘔吐が症状となり，黄疸や胆嚢炎に伴って発熱がみられることもある．また，自覚症状が全くなくても，たまたま健診で胆石が発見されることも多い．

検査所見として，血清ビリルビン高値や AST，ALT 上昇などがあり，腹部 X 線検査，腹部エコー検査，CT 検査，MRI 検査，内視鏡的逆行性胆管膵管造影（ERCP）などで診断できる．治療法として，胆汁酸による溶解療法もあるが，必要に応じて腹腔鏡下胆嚢摘出術や体外衝撃波破砕療法が行われる．

症例提示

症　例：48 歳男性，会社員

主　訴：右上腹部痛

現病歴：夕食に天ぷらを食べた後，夜中に右上腹部痛が出現し，来院した．

既往歴：特記すべきことなし

生活歴：アルコール　ビール 1.4 L / 日

身体所見：身長 173 cm，体重 75 kg，眼球結膜に黄疸あり

検査所見：

尿：糖（－），たんぱく（－），ビリルビン（2 ＋）

血球検査：白血球 20,870/μL，赤血球 490 万/μL，ヘモグロビン 16.8/dL，ヘマトクリット 50.7%，血小板 12.7 万/μL

血液生化学：AST 282 U/L，ALT 161 U/L，LD 388 U/L，γ-GT 1,815 U/L，T-Bil 7.7 mg/dL，D-Bil 6.8 mg/dL，Amy 39 U/L，CRP 10.2 mg/dL

コメント

血清ビリルビンが高値で，逸脱酵素の AST，ALT，LD も高値である．白血球が増加し，炎症マーカーの CRP も高値であることから胆石症による胆道系の炎症が起きていると判断できる．γ-GT 高値はアルコールおよび肥満による脂肪肝の影響もあるが，胆石症による胆汁うっ滞が大きな要因となっている．腹部エコー検査で胆石が確認された（図 3-5）．

■図 3-5　胆石症の超音波エコー像

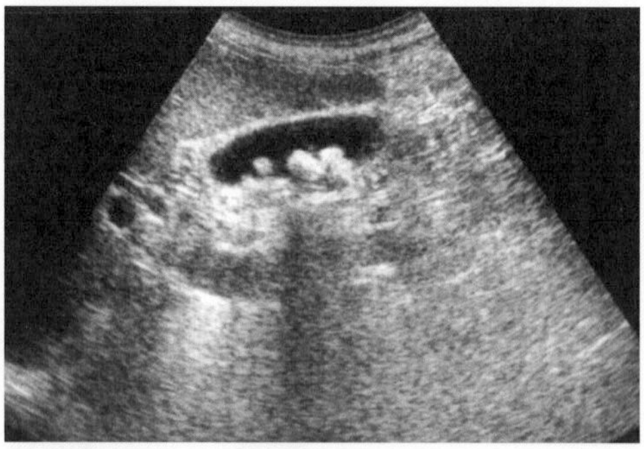

2. 胆石症の栄養食事指導における肝機能検査のポイント

胆石症は中年の肥満者に多く発症し，脂肪食の後で疝痛発作を起こしやすい．胆汁がうっ滞するためにビリルビンが高値になって黄疸が出たり，γ-GT や ALP などの胆管系酵素が上昇したりする．胆管で胆汁の流れが悪くなり AST や ALT も高値になる．さらに，胆嚢や胆管に炎症も起こり，炎症反応がみられる．したがって胆石症を疑った場合には以下の検査・診断チャートのように肝・胆道系の検査を行い，腹部エコー検査や CT 検査などの画像検査で確認する．

治療としては，脂肪の過食やアルコールを控え，肥満を是正するようにする．

胆石症の検査・診断チャート

胆石症の疑い		胆石症の診断
右季肋部痛 黄疸	▶	血球検査（白血球） 血液生化学検査（ビリルビンなど） 腹部 X 線検査 腹部エコー検査 腹部 CT 検査 腹部 MRI 検査

column

若い人の胆石症発作を見たら溶血性貧血を疑え

24 歳の女性が右季肋部痛の発作で救急外来に搬入されてきた．みれば全身の皮膚が黄色味を帯び，黄疸がある．胆石症に間違いない，そう思って腹部エコー検査を行ったら，大きな胆石が数個確認できた．当面の処置として鎮痛薬を使用し，発作は治まった．

問題は胆石症の原因である．一般に多いのは，中高年でのコレステロール結石である．脂質異常症のある人や肥満者に多い．脂肪食を食べた後に発作が起こる．

しかし，24 歳のやせ型の患者である．しかもコレステロール 112 mg/dL，トリグリセリド 76 mg/dL と検査値にまったく問題はない．

実は，赤血球を顕微鏡で見たところ，赤血球が丸くなっている遺伝性球状赤血球症であることがすぐにわかった．球状の赤血球は脾臓で壊れやすく，幼小児期から溶血を起こしていて，このため血清ビリルビンが慢性的に高く，ビリルビン結石ができていたのだ．治療は，脾臓と胆嚢を摘出し，以降は胆石発作がなくなった．

若い人とは限らないが，黄疸をみたら，肝・胆道系疾患だけでなく，溶血性貧血を疑うことも忘れないようにしたい．

6 膵疾患の臨床検査

膵臓は，アミラーゼやリパーゼなどの消化酵素を出す**外分泌腺**としての機能と，インスリンやグルカゴンなどを分泌する**内分泌腺**としての機能がある．このため膵疾患では，外分泌機能障害による腹痛，食欲不振，下痢などの消化器症状と，内分泌機能障害による糖尿病などがみられる．

膵疾患には，急性膵炎，慢性膵炎，膵嚢胞，膵癌などがある．

急性膵炎

1. 急性膵炎とは

急性膵炎とは，アルコール多飲や胆石症などがきっかけとなり，膵酵素が活性化され，膵臓細胞を自己消化して起こる急性の炎症性変化である．

自覚症状としては，上腹部の激痛で発症し，痛みはしばしば背部に放散する．前屈姿勢をとると痛みが軽減する傾向があり，患者は側臥位でエビのように丸まった姿勢をとることが多い．発熱，悪心・嘔吐を伴うこともある．重症になると**多臓器不全**を起こし，ショック，呼吸困難，乏尿・無尿，精神症状，出血傾向などが出現して危険な状態になる．

症例提示

症　例：31 歳男性，会社員

主　訴：上腹部痛

現病歴：夕食後に休んでいたところ激痛が上腹部に出現し，救急車で搬入された．

既往歴：特記すべきことなし

身体所見：身長 172 cm，体重 60 kg，上腹部に圧痛，腸雑音減少．反跳痛と筋性防御（腹筋が過度に緊張した状態で，腹腔内に炎症があることを示す）を認める．

検査所見：

尿：糖（+），たんぱく（±），潜血（−），ケトン（+）

血球検査：白血球 12,200/μL，赤血球 517 万/μL，ヘモグロビン 15.4 g/dL，ヘマトクリット 44.5%，血小板 19.9 万/μL，プロトロンビン時間（PT）87.3 %，PT-INR 1.06，活性化部分トロンボプラスチン時間（APTT）29.6 秒，FDP 4.22 μg/mL

血液生化学：TP 7.1 g/dL，Alb 4.3 g/dL，UN 7 mg/dL，Creat 0.82 mg/dL，UA 6.3 mg/dL，AST 21 U/L，ALT 23 U/L，LD 172 U/L，γ-GT 20 U/L，T-Bil 0.6 mg/dL，CK 61 U/L，T-Chol 135 mg/dL，TG 38 mg/dL，Glu 138 mg/dL，Amy 816 U/L（P 型 91%，S 型 9%），リ

パーゼ 530 U/L，エラスターゼ I 970 ng/dL，CRP 0.2 mg/dL

コメント

上腹部痛の急性発作があり，血清アミラーゼ高値，エラスターゼ I 高値，リパーゼ高値，さらに白血球増加から急性膵炎と診断される．この時点では炎症マーカーの CRP は高くないが，翌朝には 10 mg/dL と上昇していた．腹部 CT 検査を行ったところ膵臓の腫大が確認された（図 3-6）．

この患者はアルコールを飲まず，原因が不明の特発性急性膵炎であった．入院して絶食にし，点滴で治療を行ったところ腹痛は軽快し，血清アミラーゼや炎症反応も改善し，入院 10 日目に退院した．

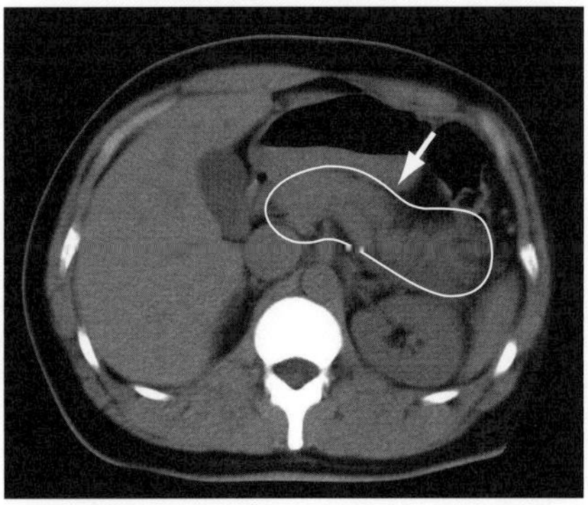

■図 3-6　腹部 CT
（膵臓の腫大が認められる〈矢印〉）

2. 急性膵炎の栄養食事指導における膵機能検査のポイント

急性膵炎は突然の上腹部痛で発症する．次頁の検査・診断チャートのように，血液生化学検査で膵酵素の測定（血清アミラーゼ，リパーゼ，トリプシン，エラスターゼ I，尿アミラーゼなど）と画像検査（腹部 X 線検査，エコー検査，CT 検査，MRI 検査）などによって診断する．以下に重症膵炎にみられる血中酵素の変動を示す（図 3-7）．

■図 3-7　重症膵炎における血中膵酵素の変動

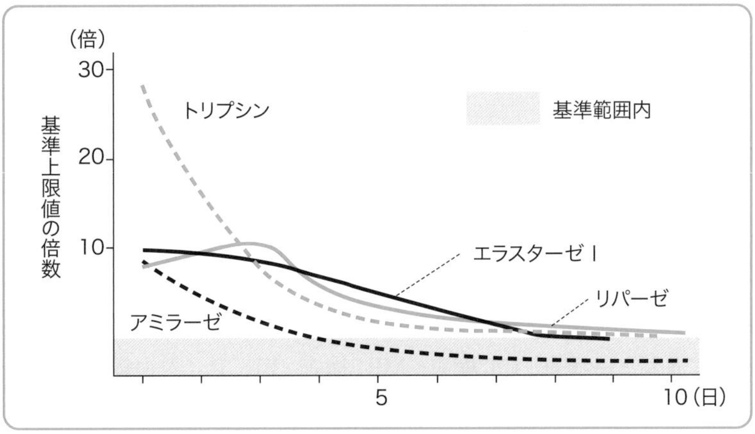

急性膵炎の検査・診断チャート

急性膵炎の疑い	急性膵炎の診断	重症度判定	経過観察
急性の上腹部痛 ショック症状	血球検査 血液生化学検査（とくにアミラーゼ，リパーゼなど） 尿生化学検査 腹部 X 線検査 腹部エコー検査 腹部 CT 検査 腹部 MRI 検査 内視鏡検査	血球検査 血液生化学検査 血液ガス分析 腹部 CT 検査	血液生化学検査 血球検査 腹部 CT 検査

慢性膵炎

1. 慢性膵炎とは

慢性膵炎は，長期の大量飲酒などが原因で膵臓に慢性の炎症が起こり，上腹部痛や下痢などを起こす疾患である．慢性膵炎は，安定して膵機能がほぼ正常な代償期と，膵機能が低下する非代償期とに分けられる．腹痛は代償期の慢性膵炎が急性増悪したときに出現し，急性膵炎でみられる腹痛と同様に飲酒した後や過食後に増悪する．非代償期には耐糖能障害や糖尿病に起因する症状，消化吸収障害による下痢や体重減少などの症状がある．

2. 慢性膵炎の栄養食事指導における膵機能検査のポイント

慢性膵炎が急性増悪したときには急性膵炎と同様に血清アミラーゼやリパーゼなどの膵酵素が上昇する．炎症で**仮性嚢胞**ができて膵内胆管が圧迫されると，肝機能に異常が出るので，この場合は肝機能も検査する．非代償期には血糖検査，糖負荷試験などで耐糖能を確認する．

画像検査では，腹部エコー検査，CT 検査，MRI 検査，ERCP（内視鏡的逆行性胆管膵管造影）検査などが行われる（慢性膵炎の診断基準は表〈p.133〉を参照）．

7 腎疾患の臨床検査

腎臓は腎炎など腎臓自体の疾患だけでなく，糖尿病・膠原病・高血圧症などの全身性疾患により二次的に傷害されることも少なくない．このため，腎機能を評価することは，腎疾患はもちろん，多くの全身性疾患でも重要である．また，抗菌薬など種々の薬物で腎傷害を起こす可能性もあるため，薬物による副作用をチェックする意味でも腎機能検査は重要である．

ここでは，急性糸球体腎炎，慢性腎臓病（CKD），ネフローゼ症候群，慢性腎不全について解説する．

■急性糸球体腎炎

1. 急性糸球体腎炎とは

主として**溶血性連鎖球菌（溶連菌）**感染によって起こる急性の糸球体腎炎で，症状として血尿，たんぱく尿，浮腫，高血圧をきたす．単に**急性腎炎**とよぶこともある．

急性糸球体腎炎は，溶連菌による急性扁桃腺炎や咽頭炎などに感染後，1～3週間後に発病する．溶連菌に由来する抗原に対する抗体が形成され，免疫複合体が腎糸球体に沈着して補体が活性化され，腎組織が傷害される．若年者に多く，2～12歳の発症が大半を占める．症状は，血尿，たんぱく尿，高血圧，浮腫，乏尿などである．

2. 急性糸球体腎炎の栄養食事指導における腎機能検査のポイント

扁桃炎に罹患した後，血尿や浮腫が出現すれば急性糸球体腎炎を疑い，次頁に示す検査・診断チャートのように尿検査を行って血尿，たんぱく尿の有無を確認する．また，溶連菌の先行感染を確認するためにASO，ASKの上昇を調べ，血清補体価の低下，腎機能障害の有無を血液生化学検査で確認する．確定診断は，腎生検による糸球体の変化で下される．急性糸球体腎炎における水分，食塩，たんぱく質制限の目安は**表3-12**のとおり．

■表3-12　急性糸球体腎炎における水分，食塩，たんぱく質制限の目安

	1日摂取量
水分	前日の尿量＋500 mL
食塩	3 g以下
たんぱく質	25 g以下

急性糸球体腎炎の検査・診断チャート

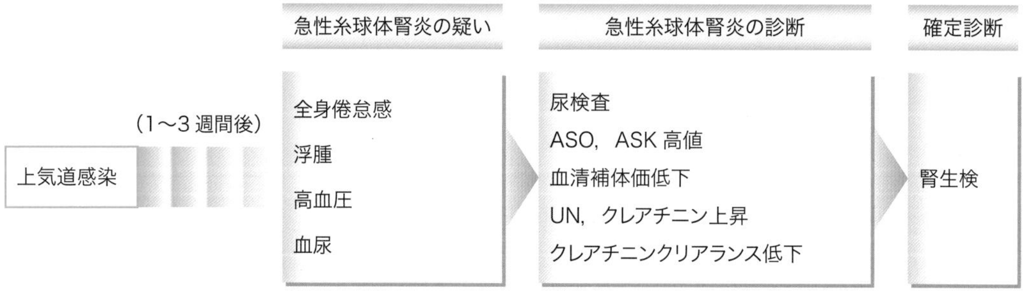

■慢性腎臓病（CKD）

1. 慢性腎臓病とは

慢性腎臓病（CKD）は，慢性に腎機能障害がある場合，または 3 か月以上糸球体濾過量（GFR）が 60 mL/分/1.73 m^2 以下である場合と定義される．慢性糸球体腎炎や慢性間質性腎炎，腎硬化症，多発性嚢胞腎，糖尿病性腎症など，慢性的に持続する腎臓病のすべてが該当する．慢性腎臓病の原因疾患は問わず，腎障害は，血液・尿・画像検査などのデータや病理学的所見から判断される．CKD の重症度は，GFR の値を基に 5 つのステージに分類され，それぞれの状態で腎機能の悪化を防ぐような対策が行われる（表 3-13）．

CKD の症状としては，血尿，たんぱく尿，高血圧，腎機能障害がみられる．腎不全では高窒素血症，酸塩基平衡障害，電解質異常，各種代謝異常も加わる．

2. 慢性腎臓病の栄養食事指導における腎機能検査のポイント

尿検査で，たんぱく尿，血尿を確認し，1 日の尿たんぱく排泄量を測定する．腎機能の障害は，クレアチニン上昇，クレアチニンクリアランス低下が指標になる．

IgA 腎症では，血清 IgA が高値で，血清補体価が低値になる．

確定診断は，腎生検による病理組織診断で下される．

なお，慢性腎臓病の診断には GFR の評価が重要になる．従来は GFR を評価する検査法として，これまで血清クレアチニンや内因性クレアチニンクリアランスが使われてきた．しかし，血清クレアチニンの値は筋肉量の影響を受けたり，クレアチニンクリアランスは正確な蓄尿をしないと測定できないなどの欠点がある．これに比べ，イヌリンは糸球体から濾過され，尿細管で再吸収・分泌が起こらない物質であるので，イヌリンクリアランスが GFR をもっともよく反映するといわれ，イヌリンクリアランスによる GFR の測定が推奨されている．また，簡便に GFR を推算する eGFR も使用される（p.44 参照）．

■表3-13　CKDの重症度分類

原疾患		蛋白尿区分		A1	A2	A3
糖尿病		尿アルブミン定量（mg/日） 尿アルブミン/Cr比（mg/gCr）		正常	微量アルブミン尿	顕性アルブミン尿
				30未満	30～299	300以上
高血圧 腎炎 多発性嚢胞腎 移植腎 不明 その他		尿蛋白定量 （g/日）		正常	軽度蛋白尿	高度蛋白尿
		尿蛋白/Cr比 （g/gCr）		0.15未満	0.15～0.49	0.50以上
GFR区分 （mL/分/1.73m^2）	G1	正常または高値	≧90			
	G2	正常または軽度低下	60～89			
	G3a	軽度～中等度低下	45～59			
	G3b	中等度～高度低下	30～44			
	G4	高度低下	15～29			
	G5	末期腎不全（ESKD）	＜15			

重症度は原疾患・GFR区分・蛋白尿区分を合わせたステージにより評価する．CKDの重症度は死亡，末期腎不全，心血管死亡発症のリスクを□のステージを基準に，■，□，■の順にステージが上昇するほどリスクは上昇する．（KDIGO CKD guideline2012を日本人用に改変）

（日本腎臓学会編：CKD診療ガイド2012，東京医学社，2012．p.3より）

さらに，早期腎機能障害のマーカーとして血清シスタチンCの測定が行われる．シスタチンCは，筋肉量や性差・年齢，そのほかの腎前性因子を考慮する必要がなく，分子量がクレアチニンに比べて大きいので，血清クレアチニンよりも早期に糸球体障害を診断することが可能である．

■ネフローゼ症候群 nephrotic syndrome

1. ネフローゼ症候群とは

ネフローゼ症候群は，原因疾患の種類にかかわらず，大量のたんぱく尿（3.5 g/日以上，随時尿において尿たんぱく/尿クレアチニン比が3.5 g/gCr以上の場合もこれに準ずる），低アルブミン血症（血清アルブミン3.0 g/dL以下，血清総たんぱく6.0 g/dL以下），浮腫，脂質異常症（高LDLコレステロール血症）をきたす病態をいう．腎疾患による一次性の場合と，糖尿病や膠原病など全身性疾患に付随して発病する二次性の場合とがある．症状は浮腫が主徴で，乏尿，全身倦怠感，食欲不振などもある．

症例提示

症　例：65歳男性
主　訴：呼吸困難，尿量減少
現病歴：2か月前から下腿に浮腫がみられ，2週間前から労作時に呼吸困難を訴えていた．6日前から尿量が少なくなり，来院．
家族歴：特記すべきことなし
既往歴：15年前から糖尿病のため，インスリンによる治療を受けている．
身体所見：身長162 cm，体重68 kg，血圧160/96 mmHg，眼瞼結膜貧血，心臓収縮期雑音，肺ラ音聴取，腹水，浮腫
検査所見：
1日尿量：420 mL
尿：糖（−），たんぱく（3＋），潜血（−）
1日尿たんぱく：6.0 g
血球検査：白血球4,800/μL，赤血球256万/μL，ヘモグロビン7.6 g/dL，血小板22万/μL
血液生化学：TP 4.5 g/dL，Alb 2.1 g/dL，UN 60 mg/dL，Creat 2.6 mg/dL，Glu 145 mg/dL，T-Chol 300 mg/dL

コメント

浮腫があり，大量のたんぱく尿，低たんぱく血症，高コレステロール血症からネフローゼ症候群と診断される．糖尿病性腎症が進み，ネフローゼ症候群を起こした症例である．肺ラ音聴取，腹水，浮腫は心不全による．

2. ネフローゼ症候群の栄養食事指導における腎機能検査のポイント

ネフローゼ症候群の診断は，下記に示す検査・診断チャートのように浮腫の存在の確認と尿検査，血液生化学検査の結果から行われる．

二次性ネフローゼ症候群を鑑別するためには，種々の血液検査項目を行う．最終的には腎生検を行い，確定診断を行う．ネフローゼ症候群の分類は表3-14のとおりである．

ネフローゼ症候群の検査・診断チャート

ネフローゼ症候群の診断	→	二次性ネフローゼ症候群の検査	→	確定診断，病型診断
尿検査（たんぱく定量） 血液生化学検査 （血清アルブミン，血清たんぱく，コレステロール） 浮腫		抗核抗体検査 血清補体価 血清免疫グロブリン定量 血清・尿免疫電気泳動 肝炎ウイルス検査 血清梅毒検査 腎エコー検査		腎生検 病理組織検査

■表 3-14　ネフローゼ症候群の分類

一次性ネフローゼ症候群	二次性ネフローゼ症候群
微小変化型ネフローゼ症候群 膜性腎症 膜性増殖性糸球体腎炎 巣状糸球体硬化症 増殖性糸球体腎炎 急速進行性糸球体腎炎	糖尿病性腎症 アミロイドーシス 多発性骨髄腫 全身性エリテマトーデス（SLE） 結節性動脈炎 紫斑病性腎炎 薬物（ペニシラミン，金製剤など） 感染症（マラリア，ウイルス肝炎，梅毒） 悪性腫瘍ほか

■慢性腎不全

1. 慢性腎不全とは

慢性腎不全は，原因疾患の種類に関係なく，腎機能障害が徐々に進行し，体液の恒常性が維持できずに高窒素・高リン・高カリウム血症などをきたし，やがて末期の腎不全（尿毒症）に陥る一連の病態をさす．原因疾患としては，慢性糸球体腎炎，糖尿病性腎症，腎硬化症，多発性嚢胞腎，慢性腎盂腎炎の順に頻度が高い．腎不全を増悪させる要因として，高血圧，高たんぱく食，高リン食，脂質異常症などがある．

腎不全の進行とともに糸球体濾過量（GFR）が低下し，水・電解質異常，尿毒症物質の蓄積，エリスロポエチンやレニンの産生障害，ビタミン D_3 活性化の障害などが起き，種々の症状が出現する（表 3-15）．

■表 3-15　腎不全の症状

全身症状	全身倦怠感，易疲労感
消化器症状	悪心，嘔吐，食欲不振
循環器症状	高血圧，心不全，心嚢炎
神経症状	中枢神経障害，末梢神経障害，精神異常
皮膚症状	皮膚瘙痒，色素沈着
体液貯留	浮腫，胸水，腹水
体液異常	電解質異常（高カリウム血症，高リン血症，高マグネシウム血症，低ナトリウム血症，低カルシウム血症），代謝性アシドーシス
視力障害	尿毒症性網膜症，網膜浮腫
骨代謝異常	骨軟化症，異所性石灰化
血液異常	貧血，出血傾向

2. 慢性腎不全の栄養食事指導における腎機能検査のポイント

慢性腎不全の診断は，臨床症状，尿検査，血液生化学検査による腎機能，電解質などの測定で行われる．また，画像検査としてエコー，CT，シンチグラムによる腎萎縮，腎血流の低下などを検査する．

経過観察の際には，腎不全に伴う種々の代謝異常を評価する．糖尿病性腎症の病期分類は表3-16のとおりである（p.84 参照）．

慢性腎不全の検査・診断チャート

慢性腎不全の診断

- 血清 UN 上昇
- クレアチニン上昇
- 尿酸高値

→

全身的な異常の評価

- 水・電解質異常
- 骨代謝・微量元素異常（PTH 上昇）
- 糖代謝異常（耐糖能異常）
- 脂質代謝異常（中性脂肪高値）
- 造血器障害（貧血）
- 心血管障害（高血圧）
- 免疫不全

■表 3-16　糖尿病性腎症の病期分類

病期	尿アルブミン値 (mg/gCr) あるいは 尿たんぱく値 (g/gCr)	GFR (eGFR) (mL/ 分 /1.73 m^2)
第 1 期 (腎症前期)	正常アルブミン尿 (30 未満)	30 以上
第 2 期 (早期腎症期)	微量アルブミン尿 (30 ～ 299)	30 以上
第 3 期 (顕性腎症期)	顕性アルブミン尿 (300 以上) あるいは 持続性たんぱく尿 (0.5 以上)	30 以上
第 4 期 (腎不全期)	問わない	30 未満
第 5 期 (透析療法期)	透析療法中	

(糖尿病性腎症合同委員会，2013)

8 貧血の臨床検査

貧血は血液単位容積当たりのヘモグロビン濃度が減少した状態をいい，男性では 13 g/dL 未満，女性では 12 g/dL 未満を一般に貧血とする．貧血には，鉄欠乏性貧血，悪性貧血，再生不良性貧血，溶血性貧血，腎性貧血など種々のものがある．これらは血球検査所見，骨髄検査所見，さらに血清鉄，ビタミン B_{12} 値などをあわせて総合的に診断する．ここでは，鉄欠乏性貧血と巨赤芽球性貧血について解説する．

■鉄欠乏性貧血

1. 鉄欠乏性貧血とは

鉄欠乏性貧血は，**鉄**が欠乏して赤芽球内でのヘモグロビン合成が障害されて起きる貧血の病態である．鉄欠乏性貧血は貧血のなかでもっとも頻度が高く，成人女性の約 10 ～ 20％にみられるともいわれる．症状として，貧血による顔色不良，息切れ，動悸，めまい，頭痛，易疲労感のほか，鉄欠乏による爪の変形（スプーン爪），舌炎，嚥下障害などが起きる（図 3–8）．

鉄欠乏の主な原因には以下のようなものがあるが，このうち慢性の出血が成因として重要である．

①鉄の供給低下（極端な偏食，胃切除後）

②鉄の吸収不良（吸収不良症候群）

③慢性の出血による鉄の喪失（消化管の潰瘍や癌による出血，痔核，過多月経，子宮筋腫など）

④鉄の需要亢進（成長期，妊娠など）

■図 3–8　スプーン爪（爪が凹レンズ状に窪んでいる）

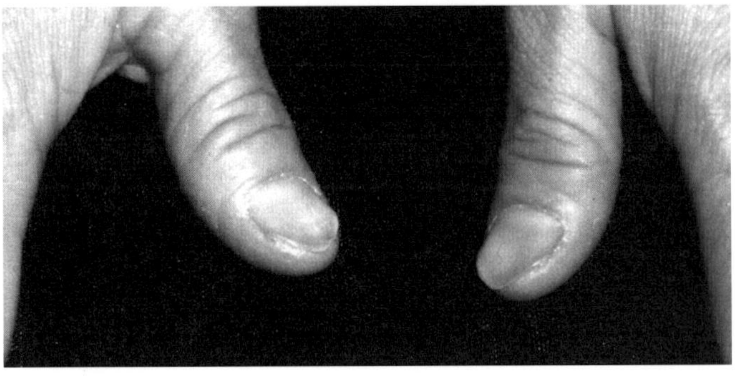

症例提示

症　例：40 歳女性，主婦

主　訴：息切れ，全身倦怠感

現病歴：1～2か月前より坂道や階段昇降時に息切れが出現．全身倦怠感もあるため来院した．

既往歴：2 年前から子宮筋腫を指摘されている．

身体所見：身長 162 cm，体重 56 kg，眼瞼結膜貧血，下腿浮腫

検査所見：

血球検査：白血球 4,000/μL，赤血球 349 万/μL，ヘモグロビン 6.9 g/dL，ヘマトクリット 22.4 %，MCV 64.1 fL，MCHC 30.8%

血液生化学：血清鉄 12 μg/dL，TIBC 520 μg/dL，フェリチン 3 ng/mL

コメント

ヘモグロビンが 6.9 g/dL と高度の貧血があり，MCV 64.1 fL，MCHC 30.8%から小球性低色素性貧血と判定できる．血清鉄の値が低く，総鉄結合能（TIBC）が高値であることから鉄欠乏性貧血と診断できた．原因としては子宮筋腫が考えられる．

2. 鉄欠乏性貧血の栄養食事指導における血球検査のポイント

鉄欠乏性貧血の診断では，まず赤血球数，ヘモグロビン，ヘマトクリットが低下し，MCV と MCHC が低値であることから**小球性低色素性貧血**であることを確認する．末梢血液で，赤血球の大小不同と奇形が目立つ（図 3-9）．ついで，血清鉄とフェリチンが減少し，不飽和鉄結合能（または総鉄結合能）が増加していることを確認すれば，鉄欠乏性貧血であると診断できる．

また，鉄欠乏性貧血の場合は，鉄欠乏をきたした原因疾患を明らかにするため，消化管の検査，女性では婦人科の診察を必ず行う．

鉄欠乏性貧血に対して食事療法などで治療を開始した後は，赤血球，ヘモグロビン，ヘマトクリット値，血清鉄，不飽和鉄結合能，フェリチン値などの改善状況をみる．

■図 3-9　末梢血液塗抹標本（赤血球が薄く，大小不同が目立つ）

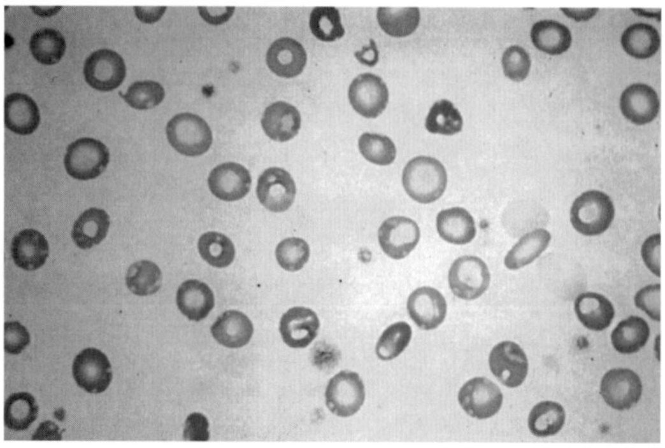

鉄欠乏症貧血の検査・診断チャート

貧血の診断	鉄欠乏の診断	原因疾患の診断
赤血球数測定 ヘモグロビン濃度測定 ヘマトクリット値測定 MCV 計算 MCHC 計算	血清鉄検査 不飽和鉄結合能測定 血清フェリチン検査	消化管造影もしくは内視鏡検査 腹部エコー検査 婦人科診察

■巨赤芽球性貧血

1. 巨赤芽球性貧血とは

ビタミン B_{12} または**葉酸**が欠乏すると，赤芽球の核の成熟が障害され，巨赤芽球になる（図3-10）．この巨赤芽球は骨髄の中で十分に成熟できず，壊れてしまう．このような状態は**無効造血**といわれ，巨赤芽球性貧血になる．貧血の症状は動悸，息切れ，めまい，倦怠感などであるが，ビタミン B_{12} 欠乏症では舌炎や神経障害（亜急性脊髄連合変性症）を起こし，運動失調などが起こるので注意が必要である．貧血はビタミン B_{12} の投与で回復するが，神経障害は回復しないので，ビタミン B_{12} 欠乏症は早期に診断して早期に治療すべきである．

ビタミン B_{12} 欠乏の原因は，胃全摘手術後や悪性貧血が多いが，**完全菜食主義者**や広節裂頭条虫症などでも起こる．葉酸欠乏症は，アルコール依存症や妊娠で起こりやすい．

■図 3-10　骨髄穿刺液塗抹標本（巨赤芽球がみられる）

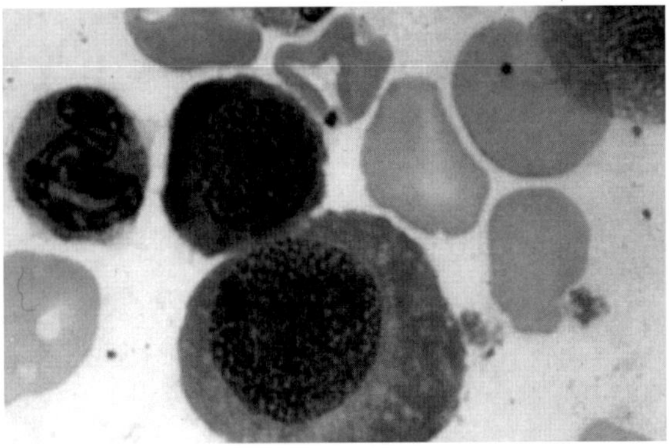

症例提示

症　例：67歳，男性

主　訴：息切れ，全身倦怠感

現病歴：6か月前より坂道を上るときに息切れが出現し，しだいに息切れが強くなったため来院した．

既往歴：5年前に胃癌で胃全摘手術を受けている．

身体所見：身長165 cm，体重55 kg，眼瞼結膜貧血，下腿浮腫

検査所見：

血球検査：白血球6,300/μL，赤血球267万/μL，ヘモグロビン10.1 g/dL，ヘマトクリット30.5%，MCV 114.2 fL，MCHC 33.1%

血液生化学：TP 7.4 g/dL，Alb 4.5 g/dL，AST 32 U/L，ALT 29 U/L，LD 312 U/L，T-Bil 1.5 mg/dL，D-Bil 0.2 mg/dL，γ-GT 62 U/L，ALP 265 U/L，T-Chol 215 mg/dL，TG 96 mg/dL，血清鉄74 μg/dL，TIBC 286 μg/dL，フェリチン33.6 ng/mL，ビタミンB_{12} 186 pg/mL，葉酸12.6 ng/mL

コメント

ヘモグロビンが10.1 g/dLと中等度の貧血があり，MCV 114.2 fL，MCHC 33.1 %であることから大球性正色素性貧血と判定できる（表2-3〈p.21〉参照）．血清鉄，総鉄結合能（TIBC），葉酸の値に問題はなく，ビタミンB_{12}欠乏が認められる．5年前に胃全摘手術を受けており，体内のビタミンB_{12}が欠乏したため，巨赤芽球性貧血になったと判断できる．血清LDと間接型ビリルビンの軽度高値は，無効造血を反映している．

2. 巨赤芽球性貧血の栄養食事指導における臨床検査のポイント

❶ 巨赤芽球性貧血の診断のための検査

巨赤芽球性貧血の診断では，まず赤血球数，ヘモグロビン，ヘマトクリットが低下し，MCVが高値（通常は110を超える）でMCHCが正常であることから**大球性正色素性貧血**であることを確認する（表2-3〈p.21〉参照）．末梢血液で大赤血球が目立ち，骨髄で巨赤芽球がみられる．白血球では核の過分葉が特徴である（図3-11）．血清ビタミンB_{12}と葉酸を測定し，欠乏の有無と程度を確認する．悪性貧血は胃液中に分泌される**内因子**に対する自己抗体による自己免疫疾患で，抗内因子抗体を確認する．

❷ 巨赤芽球性貧血の治療と栄養食事指導

胃全摘手術や悪性貧血による巨赤芽球性貧血では，胃内因子が分泌されないか，あるいは作用しないので，ビタミンB_{12}を吸収できない．このため，経口でビタミンB_{12}を摂取しても効果はなく，ビタミンB_{12}の筋注が必要となる．完全菜食主義者には食生活の改善を指導する．

葉酸欠乏に対しては，生野菜や果物を多く摂るように指導する．

■図 3-11　末梢血液塗抹標本（好中球の核過分葉がある）

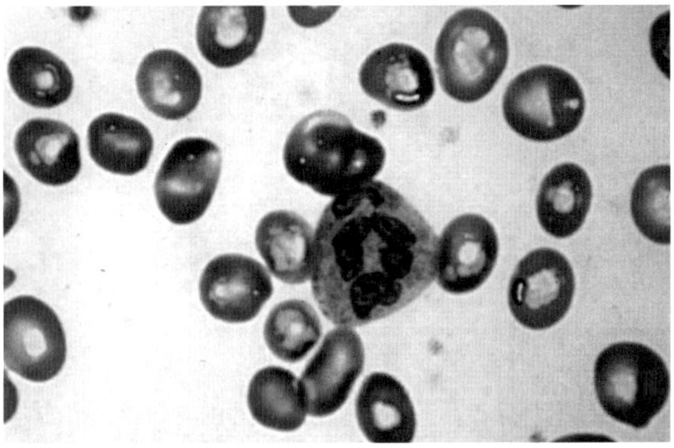

巨赤芽球性貧血の検査・診断チャート

巨赤芽球性貧血の疑い	巨赤芽球性貧血の診断	巨赤芽球性貧血の原因診断
貧血の症状 （息切れ，動悸など）	血球検査 （大球性正色素性貧血）	胃内視鏡検査
完全菜食主義	血液生化学検査	自己抗体検査 （抗内因子抗体，抗胃壁細胞抗体）
胃全摘手術の既往	血清ビタミン B_{12} 測定	
アルコール依存症	血清葉酸測定	
妊娠	骨髄検査	

9 甲状腺疾患の臨床検査

甲状腺は，代謝活動全般に影響をあたえる**甲状腺ホルモン**を産生し，分泌する．**甲状腺機能亢進症**では動悸，発汗，下痢などの症状があらわれ，**甲状腺機能低下症**では逆に元気がなくなったり，寒さに弱くなったりする．甲状腺疾患はこれらの症状から診断できるが，甲状腺ホルモンと**甲状腺刺激ホルモン**（TSH）を同時に検査して確定診断する．さらに自己抗体を検査し，バセドウ病と橋本病を診断する．

■甲状腺機能亢進症（バセドウ病）

1. 甲状腺機能亢進症とは

甲状腺機能亢進症は，甲状腺ホルモンが過剰に分泌され，代謝亢進，自律神経刺激などによって種々の臓器に影響がある病態である．甲状腺ホルモンが過剰に分泌され，甲状腺機能亢進症をきたす病態には表 3-17 のようにいくつかの疾患があるが，このうち 80％以上は**バセドウ病**（グレーブス病ともいう）が原因である．バセドウ病は，抗 TSH 受容体抗体による甲状腺の過剰刺激が原因となる自己免疫疾患と考えられている．発症は女性の 200 ～ 500 人に 1 人程度と頻度は高い．

症状は，甲状腺ホルモンによる物質代謝の亢進と交感神経系の亢進のため，頻脈，手指振戦，発汗過多，体重減少，精神不安定などが主体となる．バセドウ病では，眼球突出，甲状腺腫脹もみられる．

■表 3-17　甲状腺機能亢進をきたすおもな疾患

甲状腺機能亢進症（狭義）	●バセドウ病（グレーブス病） ●中毒性結節性甲状腺腫（プランマー病） ●中毒性多結節性甲状腺腫（腺腫様甲状腺腫）
一過性甲状腺中毒症	●亜急性甲状腺炎 ●無痛性甲状腺炎 ●急性化膿性甲状腺炎
その他	●TSH 産生腫瘍 ●hCG 産生腫瘍（胞状奇胎，悪性絨毛上皮腫） ●甲状腺ホルモン過剰摂取

症例提示

症例： 28 歳女性，会社員

主訴： 下痢，動悸

現病歴： 数か月前から動悸がするようになり，汗をかきやすくなった．下痢もあり，体重が減少してきた．

既往歴： 特記すべきことなし

身体所見： 身長 160 cm，体重 44 kg，血圧 122/66 mmHg，脈拍 108/ 分，体温 37.4℃，頸部に甲状腺腫脹，手指振戦

検査所見： 遊離 T_4 10.2 ng/dL，TSH 0.08 μIU/mL，TRAb 46%，T-Chol 112 mg/dL

コメント

典型的な甲状腺機能亢進症の症状があり，遊離 T_4 高値，TSH 低値から甲状腺機能亢進症と判断でき，抗 TSH 受容体抗体（TRAb）が陽性であることからバセドウ病と診断できる．甲状腺機能亢進症ではコレステロールがしばしば低値になる．

2. 甲状腺機能亢進症の栄養食事指導における甲状腺機能検査のポイント

甲状腺機能亢進症の検査は，以下に示す検査・診断チャートに従って行う．甲状腺ホルモン検査を行うと，バセドウ病では総 T_4・遊離 T_4・総 T_3・遊離 T_3 が高値になり，TSH がネガティブフィードバックによって低値になる．このほか，甲状腺が腫脹しているかどうかを触診する．エコー検査，シンチグラム検査で甲状腺腫を検出する．

自己抗体検査を行うと，バセドウ病では抗甲状腺ペルオキシダーゼ（抗マイクロゾーム）抗体（TPOAb），抗サイログロブリン抗体（TgAb），抗 TSH 受容体抗体（TRAb）が高率に陽性になる．

バセドウ病では過剰に分泌される甲状腺ホルモンの代謝促進作用により，総コレステロールは低値になる．

バセドウ病の治療は，抗甲状腺薬による薬物療法が主体であるが，アイソトープ治療や外科治療が行われることもある．治療開始後は，とくに甲状腺ホルモン値，TSH 値を中心に検査して経過を観察する．

甲状腺機能亢進症の検査・診断チャート

甲状腺機能亢進症の疑い	甲状腺機能亢進症の診断	抗 TSH レセプター抗体測定	
多汗，頻脈，下痢など	遊離 T_4 高値	高値	バセドウ病
総コレステロール低値	遊離 T_3 高値	正常	無痛性甲状腺炎 亜急性甲状腺炎
	TSH 低値		

■甲状腺機能低下症

1. 甲状腺機能低下症とは

甲状腺機能低下症は，甲状腺ホルモンの分泌低下，もしくは甲状腺ホルモンに対する感受性の低下により，末梢組織で甲状腺ホルモンの作用不足による種々の症状をきたす病態である．甲状腺機能低下症のために硬い浮腫を認めるものを“粘液水腫”，先天性の甲状腺機能低下症で身体ならびに精神の発達が遅延した病態を“クレチン病”とよぶ．

甲状腺機能低下症には，甲状腺自体に異常がある原発性，下垂体もしくは視床下部に病変のある中枢性，そして末梢組織での甲状腺ホルモンレセプター異常によるホルモン不応性の3種類がある．このうち，甲状腺に対する自己免疫が原因となって甲状腺組織が破壊される**慢性甲状腺炎**（発見者に因んで**橋本病**という）の頻度が高い．

甲状腺ホルモンは全身の組織に作用するので，以下のような多彩な症状がある．

①全身症状：寒さに弱い，発汗減少，嗄声《させい》，全身倦怠感，易疲労感，体重増加，低体温，月経異常など
②消化器症状：食欲低下，便秘
③循環器症状：徐脈，息切れ
④皮膚症状：硬い浮腫（粘液水腫），皮膚の乾燥，頭髪の脱毛，眉毛の外1/3脱毛
⑤神経筋症状：こむらがえり，アキレス腱反射の弛緩相遅延
⑥精神症状：活動性低下，記憶障害，言語緩慢

2. 甲状腺機能低下症の栄養食事指導における甲状腺機能検査のポイント

甲状腺機能低下症の検査・診断チャートを次頁に示す．一般の血液生化学検査で，総コレステロール，トリグリセリド，AST，CK，LDなどが高値であり，貧血もみられる．甲状腺ホルモン検査を行うと，橋本病では，甲状腺ホルモン（総または遊離T_4，T_3）が低下し，TSHが高値であることが確認される．

甲状腺機能低下症の原因を調べるために，自己抗体検査を行う．橋本病では抗サイログロブリン抗体，抗甲状腺ペルオキシダーゼ抗体が高率に陽性である．

甲状腺機能低下症の治療には甲状腺ホルモン薬が使われ，治療開始後は，とくに甲状腺ホルモン値，TSH値を中心に検査して経過を観察する．

甲状腺機能低下症の検査・診断チャート

甲状腺機能低下症の疑い

活動性の低下

総コレステロール，トリグリセリド高値

AST，CK，LD 高値

貧血

→

甲状腺機能低下症の診断

遊離 T_4 低値

遊離 T_3 低値

TSH 高値

→

抗サイログロブリン抗体検査
抗甲状腺ペルオキシダーゼ抗体検査

高値：慢性甲状腺炎

正常：腺腫様甲状腺腫
特発性粘液水腫

column

高コレステロール血症では甲状腺の機能検査を忘れるな

57 歳の女性が脂質異常症のために外来診療に訪れた．聞けば健診で総コレステロール値が 312 mg/dL，LDL コレステロール値が 221 mg/dL と指摘され，近医でスタチン系高脂血症治療薬を投与されているが少しも効き目がないという．

患者の話を聞いていると，何となく元気がなく，会話の歯切れも悪い．顔は少し腫れぼったい．ひょっとしたら甲状腺機能低下症ではないか．そう思い甲状腺機能検査を行ったところ，遊離 T_4 は 0.12 ng/dL と低く，TSH が 10.8 μIU/mL と高い．完全な甲状腺機能低下症である．しかも抗サイログロブリン抗体と抗甲状腺ペルオキシダーゼ抗体が陽性である．検査の結果から慢性甲状腺炎（橋本病）と診断された．

甲状腺機能低下症では物質の代謝活動が低下し，コレステロールの代謝も障害されて高コレステロール血症になる．元気がなく，顔が腫れぼったいのは粘液水腫で，いずれも甲状腺機能低下症に典型的な症状である．

早速に甲状腺ホルモン薬を投与した．すると甲状腺ホルモンが増加し，コレステロール値も改善された．

脂質異常症はよくみられる疾患だけに，安易に薬物療法が開始されがちである．しかし，なかには甲状腺疾患が原因のこともある．とくに中高年の女性では甲状腺機能低下症が意外と多い．注意したいものだ．

10 膠原病の臨床検査

膠原病とは皮膚の発疹，関節炎，血管炎，筋肉炎などの多彩な臨床症状が認められる疾患で（**表 3-18**），血清中には種々の自己抗体が検出される．このため疾患の成因と進展に免疫異常が関与していることが考えられ，**自己免疫疾患**であるとされている．膠原病のアセスメントには，自己抗体を証明することが重要である．また，種々の臓器傷害があるので，臓器の状態を調べる検査が重要になる．

ここでは，膠原病の代表的な疾患である全身性エリテマトーデス（SLE）と関節リウマチについて解説する．

■表 3-18　膠原病の臨床的特徴

- 発熱，体重減少などの全身症状
- 複数の臓器が傷害される
- 再燃と寛解を繰り返す
- 種々の自己抗体が証明され，免疫機構の異常がみられる
- 発症に遺伝的な素因が考えられる

■全身性エリテマトーデス（SLE）

1. 全身性エリテマトーデス（SLE）とは

全身性エリテマトーデス（SLE）は，抗核抗体など多彩な**自己抗体**と**免疫複合体**の沈着による全身多臓器病変を特徴とする慢性炎症性疾患である．原因は不詳であるが，遺伝的素因，環境要因，内分泌環境が作用して免疫寛容を破綻させ，自己抗体が持続的に産生される結果，抗原成分と自己抗体の免疫複合体が組織に沈着して組織傷害が引き起こされる．罹患率は人口10万人当たり5～10人で，推定患者数は約3万人である．男女比は1：9～10と圧倒的に女性に多く，20～40歳代に好発する．

症状はきわめて多彩で，同時あるいは経時的に出没する．

①全身症状：発熱，倦怠感，易疲労感，体重減少，食欲不振など．

②皮膚・粘膜症状：鼻梁から両頬部に広がる**蝶形紅斑**が特徴的であるが，種々の皮疹，頭髪の脱毛，日光過敏症，口腔粘膜や鼻腔粘膜の潰瘍などがみられる．

③関節症状：約80％に関節痛がある．

④臓器症状：下記のような臓器症状がみられる．

- 腎臓：たんぱく尿，血尿，ネフローゼ症候群
- 肺：胸膜炎，胸水貯留，間質性肺炎
- 心臓：心外膜炎，心筋炎，心内膜炎，心筋梗塞
- 神経：痙攣発作，精神症状，髄膜炎
- 消化器：腹痛，嘔吐，腹膜炎，肝機能障害
- 血管：血管炎により循環不全や壊死

症例提示

症　例：33 歳女性，主婦

主　訴：発熱，発疹

現病歴：数か月前から顔に赤い発疹が出現．関節痛，発熱が 1 週間前からあり，来院した．

家族歴：特記すべきことなし

既往歴：特記すべきことなし

身体所見：身長 162 cm，体重 50 kg，体温 39℃，顔面に蝶形紅斑，結膜充血，咽頭発赤

検査所見：

尿：糖（－），たんぱく（3＋），潜血（3＋）

血球検査：白血球 3,800/μL，赤血球 348 万/μL，ヘモグロビン 10.2 g/dL，ヘマトクリット 30.9%，血小板 11.1 万/μL

血液生化学：TP 6.1 g/dL，Alb 2.5 g/dL，UN 31.4 mg/dL，Creat 1.7 mg/dL，UA 7.2 mg/dL，Na 129 mEq/L，K 5.0 mEq/L，Cl 102 mEq/L，Ca 7.0 mg/dL，P 2.7 mg/dL，LD 1,580 U/L，AST 404 U/L，ALT 563 U/L，γ-GT 89 U/L，ALP 186 U/L，LAP 168 U/L，T-Bil 0.4 mg/dL，ChE 154 U/L，TTT 8.4 U，ZTT 21.1 U，CK 134 U/L，T-Chol 100 mg/dL，TG 210 mg/dL

免疫血清：赤沈 110 mm，CRP 0.3 mg/dL，IgG 2,150 mg/dL，IgA 389 mg/dL，IgM 189 mg/dL，RA テスト（＋），LE テスト（＋），抗核抗体 640 倍陽性，抗 DNA 抗体 90 IU 以上，抗 dsDNA 抗体 100 IU 以上，抗 ssDNA 抗体 100 IU 以上，CH_{50} 12.0 U/mL 以下

コメント

発疹，関節痛などの症状に加えて種々の自己抗体が陽性であることから SLE と診断できる．貧血，肝障害，腎障害などの臓器症状もある．血清補体価 CH_{50} が低値であり，活動性の SLE であるといえる．

2. SLE の栄養食事指導における臨床検査のポイント

SLE の検査・診断チャートを次頁に示す．SLE の診断には免疫・血清検査を行い，抗核抗体，抗 DNA 抗体（とくに抗 dsDNA 抗体），抗 Sm 抗体など自己抗体を検出することで判断する．また，高 γ-グロブリン血症と，活動期には血清補体価低下をみる．

SLE は副腎皮質ホルモン薬などで治療が行われるが，治療経過中には，炎症マーカーや血清補体価を確認するとともに，全身臓器の病変を検出するための検査を行う．

SLE の検査・診断チャート

SLE の疑い	免疫血清検査	臓器病変の検査
多彩な症状	抗核抗体 抗 DNA 抗体 抗 Sm 抗体 リウマトイド因子 血清補体価	脳・神経系：頭部 CT・MRI 検査，脳波，髄液検査 心・血管系：胸部 X 線検査，心電図検査，心エコー検査，脈波 呼吸器：胸部 X 線検査，血液ガス検査，呼吸機能検査，胸部 CT 検査 消化器：腹部 X 線検査，消化管造影，腹部エコー検査，血管造影検査，便潜血反応 腎・尿路系：尿検査，腎機能検査（クレアチニンクリアランス），膀胱造影検査 筋：筋電図，筋生検 関節：骨・関節 X 線検査，関節シンチグラム，関節液検査 内分泌：甲状腺ホルモン検査，副腎ホルモン検査，性ホルモン検査 外分泌：唾液腺（ガム試験，唾液腺シンチグラム，唾液腺生検），涙腺（シルマー試験，蛍光色素試験） 造血系：血液検査，骨髄穿刺検査

■関節リウマチ(RA)

1. 関節リウマチ (RA) とは

関節リウマチは骨の破壊を特徴とする慢性の多関節炎で，関節以外の臓器病変も起こることがある．自己免疫機序が発病に関係していると考えられている．わが国には 70 ～ 80 万人の患者がいると推定される．40 ～ 50 歳代での発症が多く，男女比は 1：3 ～ 5 で女性に多い．

症状は関節の疼痛，腫脹，熱感，可動域制限で，多発性かつ対称性にみられる．発病初期には朝に手のこわばりがみられるのが特徴である．関節炎は手に多く発症し，手関節，中手指節関節，近位指節間関節がもっとも侵されやすい．関節炎が進行すると関節のさまざまな変形を起こし，機能も障害される（図 3-12〈p.124〉）．

関節炎以外の症状として，発熱，全身倦怠感，食欲不振などの全身症状や，関節周囲の皮下にリウマチ結節をつくることがある．さらに間質性肺炎や肺線維症を合併して咳嗽や労作時呼吸困難などがみられることもある．

検査としては，赤沈，CRPなどの炎症マーカーと，自己抗体としてのリウマトイド因子（RF），抗CCP抗体などを検査する．関節X線検査で関節の炎症を確認する．

症例提示

症　例：52歳女性，主婦

主　訴：関節痛

現病歴：3か月前から両手が午前中にこわばるようになり，1か月前からは両側の手指の関節が痛むようになったため来院した．

家族歴：特記すべきことなし

既往歴：特記すべきことなし

身体所見：身長158 cm，体重56 kg，体温37.3℃，両手の近位指節間関節，中手指節関節が発赤して腫脹し，圧痛がある．

検査所見：

尿：糖（－），たんぱく（－），潜血（－）

血球検査：白血球12,600/μL，赤血球271万/μL，ヘモグロビン6.7 g/dL，ヘマトクリット23.0％，MCV 84.9 fL，MCHC 29.1％，血小板11.1万/μL

血液生化学：TP 7.5 g/dL，Alb 3.7 g/dL，UN 32 mg/dL，Creat 0.75 mg/dL，UA 4.5 mg/dL，Na 140 mEq/L，K 5.0 mEq/L，Cl 104 mEq/L，Ca 9.5 mg/dL，P 4.1 mg/dL, LD 409 U/L, AST 12 U/L, ALT 10 U/L，γ-GT 49 U/L，ALP 351 U/L，T-Bil 0.3 mg/dL，CK 58 U/L，T-Chol 142 mg/dL，TG 98 mg/dL，血清鉄10 μg/dL，TIBC 304 μg/dL，フェリチン63.9 ng/mL

免疫血清：赤沈32 mm/1時間，CRP 8.9 mg/dL，IgG 1,269 mg/dL，IgA 284 mg/dL，IgM 461 mg/dL，リウマトイド因子129 IU/mL，C3 122 mg/dL，C4 35 mg/dL，CH_{50} 12.0 U/mL以下

コメント

両手の朝のこわばり，多発性関節痛などの症状に加えて，赤沈およびCRPといった炎症マーカーが陽性で，リウマトイド因子も陽性であることから，関節リウマチと診断される．鉄欠乏性貧血に似た貧血があり，血清鉄も低下してはいるが，総鉄結合能（TIBC）は上昇しておらず，血清フェリチンが増加していることから，鉄欠乏ではなく，鉄の利用障害による慢性炎症性貧血である．

2. 関節リウマチの栄養食事指導における臨床検査のポイント

関節リウマチは，特有な症状（p.122参照），炎症マーカー，関節X線検査などから診断が下される．関節炎の状態に応じて適宜薬物療法が行われる．関節の可動性を保つためのリハビリテーションも重要である．関節の変形が強くて機能障害があるときには手術も考慮される．

薬物療法での治療経過中はとくに炎症マーカーで炎症の程度を観察する．

■図 3-12　関節リウマチによる手の変形

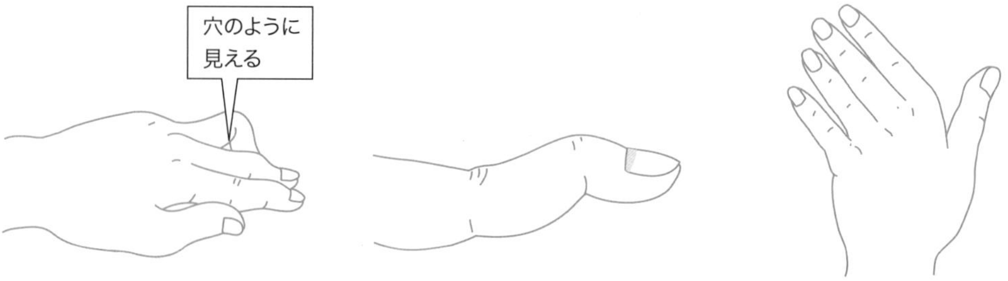

ボタン穴変形

横から見るとボタンの穴のように見えるので，この名が付けられた．指の第 2 関節の炎症により第 2 関節が内側に，第 1 関節が外側に反る．図では薬指が変形している．

スワンネック変形

曲がった指を横から見ると白鳥の首のように見えるので，この名が付けられた．ボタン穴変形と逆に，第 2 関節が外側に，第 1 関節が内側に反る．

手指尺側偏位

尺側とは小指側のことで，母指以外の 4 本の指が指の付け根の関節でずれを起こし，尺骨側へ向かって傾く．

演習問題

●次にあげる症例について，検査値から読みとれる病態と適切な栄養食事指導を考えて下さい．

症例 1 | 動悸，息切れを主訴とした 51 歳女性．診断：鉄欠乏性貧血

現病歴：3 か月前から疲れやすく，動悸や息切れを感じるようになり，来院した．

既往歴：特記すべきことなし．

薬物使用歴：なし

身体所見：身長 156 cm，体重 46 kg，血圧 134/72 mmHg，顔面蒼白，結膜貧血様，胸部収縮期心雑音聴取，腹部異常所見なし，神経学的異常所見なし．婦人科での内診と腹部エコー検査で子宮筋腫を認める．

検査所見

- **尿検査**：たんぱく（－），糖（－），潜血（－）
- **血液検査**：白血球 4,000/μL，赤血球 349 万 /μL，ヘモグロビン 6.9 g/dL，ヘマトクリット 22.4％，平均赤血球容積（MCV）64.1 fL，平均赤血球ヘモグロビン濃度（MCHC）30.8％，血小板 26.9 万 /μL
- **血液生化学**：総たんぱく質 7.6 g/dL，アルブミン 4.1 g/dL，尿素窒素（UN）15 mg/dL，クレアチニン 0.5 mg/dL，AST 8 U/L，ALT 7 U/L，γ-GT 10 U/L，総ビリルビン 1.0 mg/dL，総コレステロール 132 mg/dL，トリグリセリド 79 mg/dL，血糖 96 mg/dL，血清鉄 12 μg/dL，不飽和鉄結合能（UIBC）508 μg/dL

病態と治療経過

MCV と MCHC がともに低値の小球性低色素性貧血が認められる．血清鉄が低値で，不飽和鉄結合能が高値であることから鉄欠乏性貧血と診断される．鉄欠乏を生じた原因は，子宮筋腫による不正出血であった．鉄剤を服用し，3 か月ほどで軽快した．

栄養食事指導のポイント

栄養食事指導では，鉄を多く含む食品を十分に摂るように指導した．

子宮筋腫の程度と貧血の状態によって手術で子宮を摘出する．閉経とともに子宮からの出血がなくなって貧血が解消する場合もあり，経過を観察することもある．

症例 2｜易疲労感を主訴とした 62 歳女性．診断：悪性貧血

現病歴：2 か月くらい前から疲れやすく感じるようになった．坂道を上る際に息切れも出現するようになり，受診した．

既往歴：特記すべきことなし．

薬物使用歴：なし

身体所見：身長 152 cm，体重 54 kg，血圧 146/66 mmHg，結膜貧血様，胸部収縮期心雑音聴取，腹部異常所見なし，神経学的異常所見なし．

検査所見

- **尿検査**：たんぱく（－），糖（－），潜血（－）
- **血液検査**：白血球 4,800/μL，赤血球 267 万 /μL，ヘモグロビン 10.1 g/dL，ヘマトクリット 30.5％，平均赤血球容積（MCV）114.2 fL，平均赤血球ヘモグロビン濃度（MCHC）33.1％，血小板 40.5 万 /μL
- **血液生化学**：総たんぱく質 7.2 g/dL，アルブミン 4.3 g/dL，尿素窒素 14 mg/dL，クレアチニン 0.6 mg/dL，尿酸 5.8 mg/dL，LD 380 U/L，AST 28 U/L，ALT 26 U/L，γ-GT 62 U/L，ALP 198 U/L，総ビリルビン 1.8 mg/dL，直接ビリルビン 0.2 mg/dL，総コレステロール 282 mg/dL，トリグリセリド 162 mg/dL，血糖 90 mg/dL，鉄 68 μg/dL，不飽和鉄結合能 256 μg/dL，CRP 0.1 mg/dL，ビタミン B_{12} 122 pg/mL，葉酸 15.0 ng/mL
- **免疫血清**：抗内因子抗体（＋）

病態と治療経過

MCV が高値で MCHC は基準値の範囲内であることから，大球性正色素性貧血と判断できる．大球性貧血は , ビタミン B_{12} か葉酸の欠乏による巨赤芽球性貧血が原因と考えられる．この症例では，血清ビタミン B_{12} が低値で，葉酸は基準値の範囲にあり，ビタミン B_{12} の欠乏が原因と判断できる．

ビタミン B_{12} 欠乏が起こる原因としては，ビタミン B_{12} の吸収に必要な内因子に対する自己抗体によって発症する悪性貧血と，胃全摘出手術後に内因子が分泌されない場合が頻度としてもっとも多い．本症例では抗内因子抗体が陽性であることから，内因子の作用が阻害されてビタミン B_{12} が吸収されない悪性貧血であると診断できる．

悪性貧血では経口でビタミン B_{12} を摂取しても吸収できないので，ビタミン B_{12} 製剤を筋肉注射で補充し，貧血は軽快した．

栄養食事指導のポイント

悪性貧血では，経口でビタミン B_{12} を摂取しても吸収されないので，効果はない．そのため，ビタミン B_{12} 製剤を筋肉注射して治療する．完全菜食主義者でビタミン B_{12} 欠乏が起きた場合には，ビタミン B_{12} を含む肉や魚など動物性食品を積極的に摂取するよう指導する．

なお，血圧，総コレステロール，トリグリセリドも高値であり，食塩，脂肪摂取に対する栄養食事指導も行う．

症例3｜脂質異常症の精査を目的に来院した56歳女性．診断：脂質異常症

現病歴：健診で脂質異常を指摘され受診した．

既往歴：特記すべきことなし．

身体所見：身長162 cm，体重48 kg，血圧122/60 mmHg，胸部，腹部，四肢に異常所見は認めない．

検査所見

- **尿検査**：たんぱく（—），糖（—），潜血（—）
- **血液検査**：白血球6,500/μL，赤血球420万/μL，ヘモグロビン13.0 g/dL，ヘマトクリット39.0%，血小板24.7万/μl
- **血液生化学**：総たんぱく質7.6 g/dL，アルブミン4.1 g/dL，尿素窒素16 mg/dL，クレアチニン0.7 mg/dL，尿酸3.8 mg/dL，AST 22 U/L，ALT 14 U/L，γ-GT 36 U/L，ALP 190 U/L，総ビリルビン1.0 mg/dL，直接ビリルビン0.1 mg/dL，総コレステロール283 mg/dL，HDL-コレステロール110 mg/dL，LDL-コレステロール159 mg/dL，トリグリセリド70 mg/dL，血糖75 mg/dL，

病態と治療経過

総コレステロール，LDL-コレステロールともに高値である．トリグリセリドは正常で，HDL-コレステロールは高値である．典型的な高脂血症Ⅱa型である．

栄養食事指導のポイント

閉経後の女性は女性ホルモンの分泌が減少し，コレステロール代謝がその影響を受けるため脂質異常症になりやすい．栄養食事療法，運動療法を行ったが，効果は十分でなく，薬物療法を加えて軽快した．なおHDL-コレステロールも高値であるが，これについては経過を観察する．

症例４｜脂質異常症の精査を目的に来院した48歳男性，診断：甲状腺機能低下症

現病歴：２年前から健診で脂質異常症を指摘され，薬物治療を受けていたが改善しなかった．６か月前頃から舌が大きくなり，睡眠中に舌を噛むようになった．患者は高脂血症薬による筋肉傷害ではないかと思い，自身の判断で薬物服用を中止していた．再び健診で脂質異常症を指摘され受診した．

既往歴：特記すべきことなし．

家族歴：母が甲状腺機能低下症

身体所見：身長 165 cm，体重 67 kg，血圧 116/68 mmHg，顔面浮腫様，巨舌，甲状腺腫脹なし，心雑音なし，腹部異常所見なし，アキレス腱肥大．

検査所見

- **尿検査**：たんぱく（－），糖（－），潜血（－）
- **血液検査**：白血球 4,500/μL，赤血球 370 万 /μL，ヘモグロビン 12.0 g/dL，ヘマトクリット 36.8％，平均赤血球容積（MCV）99 fL，平均赤血球ヘモグロビン濃度（MCHC）32.6％，血小板 25.7 万 /μL
- **血液生化学**：総たんぱく質 7.5 g/dL，アルブミン g/dL，尿素窒素 18 mg/dL，クレアチニン 1.1 mg/dL，尿酸 4.6 mg/dL，AST 40 U/L，ALT 41 U/L，γ-GT 50 U/L，総ビリルビン 0.5 mg/dL，総コレステロール 348 mg/dL，LDL‐コレステロール 210 mg/dL，トリグリセリド 183 mg/dL，血清鉄 72 μg/dL，不飽和鉄結合能（UIBC）289 μg/dL，TSH 195 μIU/mL，遊離 T_4 0.2 ng/dL，クレアチンキナーゼ（CK）848 U/L

病態と治療経過

健診で脂質異常症を指摘されたが，自己判断で服薬を中止している患者である．しかし，明らかな高脂血症で服薬治療が必要である．ただし，診察しているときに，動作が緩慢で，話し方もゆっくりしているのが気になった．そこで甲状腺機能を調べたところ，遊離 T_4 が低値で TSH が高く，甲状腺機能低下症であると診断した．男性は女性に比べて甲状腺機能低下症は比較的少ないが，母親が甲状腺機能低下症であり，後で確認した抗甲状腺ペルオキシダーゼ抗体も陽性であったことから，橋本病と診断された．

橋本病では，甲状腺機能異常，脂質異常のほかにも正球性正色素性貧血やクレアチンキナーゼ高値がしばしばみられるが，本症例でも認められた．

甲状腺ホルモン製剤を投与し，同時に高コレステロール血症の薬物治療も併用した．その後コレステロール値は改善したが，甲状腺ホルモン製剤は引き続き服用を続けている．

なお，患者本人は舌が大きくなったと自覚していたが，甲状腺機能低下症では粘液水腫や筋肉異常を伴うことがある．また，動作が緩慢であるのも甲状腺機能低下症の特徴である．

栄養食事指導のポイント

本症例は，甲状腺機能低下症による脂質異常症である．このため高脂血症治療薬だけを服用しても効果が十分でなく，甲状腺ホルモンを投与したところ軽快した．脂質異常症患者をみた場合には，このような二次性高脂血症の有無に十分な注意が必要である．

症例 5 │ 口渇を主訴にした 58 歳男性．診断：糖尿病

現病歴：1 か月前頃から口が渇くようになり，1 週前から倦怠感があり受診した．

既往歴：特記すべきことなし．

身体所見：身長 171 cm，体重 88 kg，血圧 134/70 mmHg，胸部，腹部，四肢に異常所見なし．

検査所見

- **尿検査**：たんぱく（－），糖（3＋），潜血（－）
- **血液検査**：白血球 6,600/μL，赤血球 554 万 /μL，ヘモグロビン 16.4 g/dL，ヘマトクリット 48.5％，血小板 16.0 万 /μL
- **血液生化学**：総たんぱく質 7.0 g/dL，アルブミン 4.3 g/dL，尿素窒素 13 mg/dL，クレアチニン 0.7 mg/dL，尿酸 3.7 mg/dL，AST 32 U/L，ALT 55 U/L，γ-GT 55 U/L，総ビリルビン 1.3 mg/dL，総コレステロール 202 mg/dL，HDL - コレステロール 41 mg/dL，トリグリセリド 100 mg/dL，血糖 218 mg/dL，HbA1c 10.6％

病態と治療経過

本症例は，肥満があり，口渇と倦怠感のある典型的な糖尿病である．血糖値と HbA1c 高値から糖尿病と診断できる．糖尿病では脂質異常症や，腎障害などの合併症を起こしやすいが，本症例では糖質異常以外には問題となる所見はなかった．

標準体重からエネルギー数を計算し，厳格な食事療法を行ったところ，体重が減少し，3 か月で血糖値は著しく改善した．その後の血糖値は空腹時で 100 mg/dL 前後，食後でも 120 ～ 140 mg/dL で推移している．

栄養食事指導のポイント

患者には糖尿病の病態をくわしく教育し，食事療法と運動療法の重要性を説明した．この結果，患者は栄養食事指導をしっかりと実践し，減量に成功して糖代謝も改善した．患者の唯一の不満は，「痩せたお陰でズボンを全部買い換えなければならず，散財した」ということであった．これはもちろん冗談で，重度な合併症を起こさずに，食事療法と運動療法だけで症状が改善したことに患者は満足していることからの発言である．

症例 6 ｜ 浮腫を主訴にした 78 歳男性，診断：糖尿病性腎症

現病歴：10 年前から糖尿病で薬物治療を受けている．1 週間前から下肢の浮腫が強くなり，受診した．

既往歴：糖尿病，花粉症

身体所見：身長 167 cm，体重 58 kg，血圧 156/92 mmHg，心雑音聴取，腹部異常所見なし，下腿浮腫あり．

検査所見

- **尿検査**：たんぱく（2＋），糖（±），潜血（−）
- **血液検査**：白血球 5,900/μL，赤血球 378 万 /μL，ヘモグロビン 11.9 g/dL，ヘマトクリット 37.2％，平均赤血球容積（MCV）98.4 fL，平均赤血球ヘモグロビン濃度（MCHC）32.0％，血小板 18.5 万 /μL
- **血液生化学**：総たんぱく質 6.0 g/dL，アルブミン 2.8 g/dL，尿素窒素 33 mg/dL，クレアチニン 2.8 mg/dL，尿酸 9.0 mg/dL，Na 142 mEq/L，K 6.1 mEq/L，Cl 109 mEq/L，AST 12 U/L，ALT 11 U/L，総コレステロール 130 mg/dL，トリグリセリド 121 mg/dL，鉄 73 μg/dL，不飽和鉄結合能（UIBC）138 μg/dL，血糖 231 mg/dL，HbA1c 6.0％

病態と治療経過

本症例は，糖尿病の経過が 10 年以上の長期間にわたり，糖尿病性腎症を併発している．尿たんぱくが陽性で，尿素窒素とクレアチニンが高値で，尿酸，カリウム値も高い．アルブミンが低値になっている．貧血がみられるが，正球性正色素性貧血で，鉄代謝にも異常がないことから腎性貧血と考えられる．

治療としては，高血圧と浮腫もあることから，入院して安静を保ち，利尿薬を投与し，かつ減塩食にすることで浮腫は改善した．貧血に対してはエリスロポエチン製剤を使用し，改善した．

栄養食事指導のポイント

糖尿病では血糖値のコントロールを確実に行って，腎症，眼底異常，神経障害という合併症を防ぐことが重要である．このため食事療法と運動療法を行い，適宜，糖尿病治療薬を使用することが中心になる．本症例では血糖値，HbA1c が高値のままでコントロールが十分ではなく，腎障害を合併している．浮腫もあり，減塩食で治療した．

なお，糖尿病ではしばしば脂質異常症も伴いやすく，検査所見に注意が必要である．本症例ではコレステロール，トリグリセリドはともに異常はなかった．

症例 7 ｜ 上眼瞼浮腫を主訴にした 66 歳女性．診断：橋本病

現病歴：3 か月前から動作が緩慢になったと周囲の人から言われ，上眼瞼の浮腫もあり受診した．

既往歴：特記すべきことなし．

検査所見

- **尿検査**：たんぱく（－），糖（－），潜血（－）
- **血液検査**：白血球 3,800/μL，赤血球 362 万 /μL，ヘモグロビン 10.0 g/dL，ヘマトクリット 29.6％，平均赤血球容積（MCV）81.7 fL，平均赤血球ヘモグロビン濃度（MCHC）33.7％，血小板 18.6 万 /μL
- **血液生化学**：総たんぱく質 8.0 g/dL，アルブミン 4.7 g/dL，AST 119 U/L，ALT 33 U/L，LD 1,664 U/L，ALP 61 U/L，クレアチニン 1.0 mg/dL，尿酸 5.8 mg/dL，総コレステロール 320 mg/dL，トリグリセリド 198 mg/dL，CK 2,622 U/L

病態と治療経過

上眼瞼浮腫を主訴に来院した 66 歳の女性である．検査では，ヘモグロビン低値，MCV と MCHC は正常であることから正球性正色素性貧血と判断でき，肝機能異常，高コレステロール血症が著明である．しかし，肝炎などの肝疾患を疑わせる症状や，画像検査の異常は全く認められなかった．コレステロールも高値であるが，食事は植物性食品が中心で，高脂肪食というわけではない．

ここで気になるのが LD と CK の超高値である．身体診察ではアキレス腱反射の遅延があり，原発性甲状腺機能低下症（橋本病）に特徴的な所見であった．甲状腺ホルモンを測定すると，遊離 T_4 が 0.02 ng/dL と著しく低下し，TSH が 12.34 μIU/mL と上昇しており，橋本病であることが確認された．甲状腺ホルモンの低下に伴って代謝活動の低下があり，血清酵素やコレステロールの異常，筋肉障害がしばしばみられる．検査値だけから肝炎や高コレステロール血症と即断してはいけない．

治療では，甲状腺ホルモン薬を投与し，同時に脂質異常症に対する栄養食事指導を行ったところ，甲状腺機能の回復とともに肝機能，脂質異常症は軽快した．甲状腺ホルモン薬は検査を行って甲状腺機能を確認しつつ，ほぼ半永久的に投与する必要がある．

栄養食事指導のポイント

病態によっては複雑な検査所見を示すこともある．慎重に診断して，背景にある病態にみあった栄養食事指導を行うことが大切である．本症例でも，橋本病であることをしっかり見きわめて，甲状腺ホルモン薬を投与しつつ，脂質異常症に対して栄養食事指導を行うことが肝要である．

症例 8 | 上腹部痛を主訴にした 65 歳男性．診断：慢性膵炎

現病歴：1 か月前から上腹部に鈍痛が出現し，しだいに強くなってきた．痛みは食後に強く，前屈みになると楽になっていた．体重が 1 か月で 3 kg 減少している．

既往歴：13 年前に膀胱癌で膀胱全摘．

家族歴：姉が糖尿病と高血圧症で治療中．

生活歴：喫煙 20 本 / 日を 45 年間，日本酒 2 合 / 日を 45 年間摂取．

身体所見：身長 164 cm，体重 58 kg．眼球結膜に黄疸あり，上腹部に圧痛を認める．

検査所見

- **尿検査**：糖（−），たんぱく（＋），潜血（−）
- **血球検査**：白血球 7,200/μL，赤血球 446 万，ヘモグロビン 14.2 g/dL，ヘマトクリット 44.5％，血小板 18.1 万 /μL，プロトロンビン時間 10.6 秒，活性化部分トロンボプラスチン時間（APTT）33.8 秒
- **血液生化学**：総たんぱく質 7.5 g/dL，アルブミン 4.1 g/dL，尿素窒素 24 mg/dL，クレアチニン 1.6 mg/dL，尿酸 6.9 mg/dL，AST 269 U/L，ALT 329 U/L，LD 189 U/L，γ-GT 891 U/L，総ビリルビン 7.9 mg/dL，直接ビリルビン 5.3 mg/dL，CK 41 U/L，総コレステロール 180 mg/dL，トリグリセリド 98 mg/dL，血糖 107 mg/dL，アミラーゼ 268 U/L，リパーゼ 124 U/L，CRP 4.2 mg/dL
- **腫瘍マーカー**：CA19-9 709 U/mL

病態と検査所見

慢性的に上腹部の鈍痛があり，血清アミラーゼ高値，リパーゼ高値，CRP 高値から慢性膵炎の急性増悪と考えられる．さらに胆道系に閉塞があり，AST，ALT，ビリルビンなどが高く，黄疸が認められる．腹部 CT 検査では仮性膵嚢胞があり，主膵管が拡張していることが確認できた（右頁の図，表）．腫瘍マーカーの CA19-9 は膵癌で高値になるが，本症例では膵癌はなく，仮性膵嚢胞および胆道系の閉塞によって CA19-9 が高値になったと考えられる．なお，慢性膵炎の原因は長期のアルコール摂取と考えられる．

尿素窒素とクレアチニンが高いのは，膀胱全摘に伴う水腎症によって起きた腎障害が原因である．

入院して絶食にし，点滴で治療を行ったところ腹痛は軽快し，血清アミラーゼ，肝機能検査や炎症反応も改善し，黄疸は消失した．また腫瘍マーカーの CA19-9 も低下し，膵癌ではないことが確認できた．

栄養食事療法のポイント

慢性膵炎の原因はアルコール多飲によることが多い．慢性膵炎は安定しているときには症状が乏しいが，急性増悪を起こすと重症になり，致命的になることもある．本症例は絶食して改善したが，軽快後は禁酒が必須である．病態をよく説明して，禁酒への理解を深めることが重要である．

症例の腹部 CT 像（膵臓に複数の仮性膵嚢胞があり，左水腎症もある）

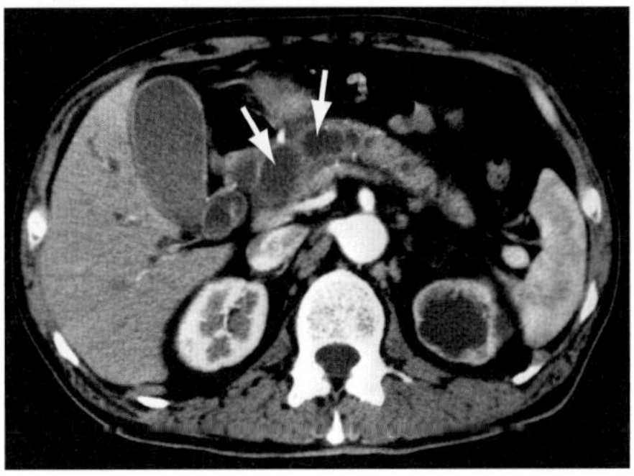

慢性膵炎の定義と分類

定　義
膵臓の内部に不規則な線維化，細胞浸潤，実質の脱落，肉芽組織などの慢性変化が生じ，進行すると膵外分泌・内分泌機能の低下を伴う病態である．膵内部の病理組織学的変化は，基本的には膵臓全体に存在するが，病変の程度は不均一で，分布や進行性も様々である．これらの変化は，持続的な炎症やその遺残により生じ，多くは非可逆性である． 慢性膵炎では，腹痛や腹部圧痛などの臨床症状，膵内・外分泌機能不全による臨床症候を伴うものが典型的である．臨床観察期間内では，無痛性あるいは無症候性の症例も存在し，このような例では，臨床診断基準をより厳密に適用すべきである．慢性膵炎を，成因によってアルコール性と非アルコール性に分類する．自己免疫性膵炎と閉塞性膵炎は，治療により病態や病理所見が改善することがあり，可逆性である点より，現時点では膵の慢性炎症として別個に扱う．
分　類
アルコール性慢性膵炎，非アルコール性慢性膵炎（特発性，遺伝性，家族性など）

注 1）自己免疫性膵炎および閉塞性膵炎は，現時点では膵の慢性炎症として別個に扱う

（厚生労働省難治性膵疾患に関する調査研究班，日本膵臓学会，日本消化器病学会：慢性膵炎臨床診断基準 2009 より）

慢性膵炎臨床診断基準

慢性膵炎の診断項目
①特徴的な画像所見 ②特徴的な組織所見 ③反復する上腹部痛発作 ④血中または尿中膵酵素値の異常 ⑤膵外分泌障害 ⑥1 日 80 g 以上（純エタノール換算）の持続する飲酒歴
慢性膵炎確診：a，b のいずれかが認められる 　a. ①または②の確診所見　b. ①または②の準確診所見と，③④⑤のうち 2 項目以上 慢性膵炎準確診：①または②の準確診所見が認められる 早期慢性膵炎：③〜⑥のいずれか 2 項目以上と早期慢性膵炎の画像所見が認められる

注 1）①，②のいずれも認めず，③〜⑥のいずれかのみ 2 項目以上有する症例のうち，他の疾患が否定されるものを慢性膵炎疑診例とする．疑診例には 3 か月以内に EUS を含む画像診断を行うことが望ましい

注 2）③または④の 1 項目のみ有し早期慢性膵炎の画像所見を示す症例のうち，他の疾患が否定されるものは早期慢性膵炎の疑いがあり，注意深い経過観察が必要である

付記）早期慢性膵炎の実態については，長期予後を追跡する必要がある

（厚生労働省難治性膵疾患に関する調査研究班，日本膵臓学会，日本消化器病学会：慢性膵炎臨床診断基準 2009 より）

管理栄養士国家試験問題

● 臨床検査が管理栄養士・栄養士の日常の業務にとってきわめて重要であることは，管理栄養士国家試験に臨床検査に関する問題が毎年出題されていることからも認識できる．ここでは過去に出題された問題を試験科目別に提示し，解説する．

人体の構造と機能および疾病の成り立ち

問題 001 check □□□ （第28回）

症候と検査に関する記述である．正しいのはどれか．1つ選べ．

(1) チアノーゼは，血清クレアチニン値の上昇により生じる．
(2) 黄疸は，血清ビリルビン値の上昇により生じる．
(3) 浮腫は，血漿膠質浸透圧の上昇により生じる．
(4) 直腸温は，腋窩温より低い．
(5) 吐血は，呼吸器からの出血である．

問題 002 check □□□ （第28回）

血液検査に関する記述である．正しいのはどれか．2つ選べ．

(1) HbA1c は，過去 1 ～ 2 週間の血糖値を反映する．
(2) CRP（C 反応性たんぱく質）は，炎症の指標として利用される．
(3) PSA は，胃がんの腫瘍マーカーである．
(4) ALT は，AST より肝特異性が高い．
(5) 血清アルブミン値は，ネフローゼ症候群で上昇する．

問題 003 check □□□ （第29回）

臨床検査に関する記述である．正しいのはどれか．1つ選べ．

(1) 基準値とは，健常者の測定値の 99% が含まれる範囲である．
(2) 特異度の高い検査は，スクリーニングに適している．
(3) 心電図の QRS 波は，心房の興奮を反映している．
(4) CRP（C 反応性たんぱく質）値の上昇は，炎症を反映している．
(5) CT（コンピュータ断層撮影）は，磁気を利用している．

【解説 001】 【正解】(2)

× (1) チアノーゼは還元ヘモグロビン濃度の増加によって皮膚や粘膜が暗紫色になる病態で，呼吸器疾患，心疾患，多血症などでみられる．

○ (2) 肝疾患，胆道系疾患，溶血性貧血などで血清ビリルビン値が高値になり，皮膚や粘膜が黄色くみえる（黄疸）．

× (3) 血漿膠質浸透圧が低下すると組織間液が血管内へ移動しにくくなり，組織間に水がたまって浮腫になる．

× (4) 直腸温の方が体内深部体温に近く，腋窩温よりは高い．

× (5) 食道や胃・十二指腸からの出血が吐血として体外に出る．肺がんや肺結核などによる呼吸器からの出血は喀血という．

【解説 002】 【正解】(2)，(4)

× (1) HbA1c は検査時からさかのぼって過去 1 ～ 2 カ月間の平均的な血糖値を反映している．

○ (2) CRP は炎症の存在や重症度を示す優れたマーカーとして，炎症性疾患の診断や治療経過に頻用される．

× (3) PSA は前立腺がんの特異的な腫瘍マーカーである．

○ (4) ALT と AST はともに肝細胞傷害を示す逸脱酵素であるが，AST は心筋梗塞，筋肉傷害，溶血などでも高値になるので両者の値を比較して病態を考える必要がある．

× (5) ネフローゼ症候群では尿中に大量のたんぱく質が排出され，低アルブミン血症になる．

【解説 003】 【正解】(4)

× (1) 基準値は健常者の測定値の 95%（平均値±2SD）が含まれる範囲である．

× (2) 疾患のある人を発見するスクリーニング検査としては，感度の高い検査が主に選ばれる．

× (3) 心電図の QRS 波は心室の興奮を示し，心房の興奮を反映するのは P 波である．

○ (4) 炎症のマーカーとしては CRP がよく用いられる．

× (5) CT は X 線を利用したコンピュータ処理の断層撮影で，MRI は磁気を利用する．

問題 004 check □□□ （第30回）

画像検査に関する記述である．正しいのはどれか．1つ選べ．

(1) 胸部レントゲン撮影検査では，X 線の透過性が高い部分が白く写る．

(2) CT（コンピュータ断層撮影）検査では，放射線被曝はない．

(3) 腹部 CT（コンピュータ断層撮影）検査では，皮下脂肪と内臓脂肪の識別が可能である．

(4) MRI（磁気共鳴画像）検査は，X 線を利用して画像を得る．

(5) 腹部エコー検査は，妊娠中の女性には禁忌である．

問題 005 check □□□ （第31回）

臨床検査に関する記述である．正しいのはどれか．1つ選べ．

(1) 閉塞性肺障害では，1 秒率が上昇する．

(2) AST は，ALT より肝特異性が高い．

(3) 鉄欠乏性貧血では，平均赤血球容積（MCV）が大きくなる．

(4) 溶血性貧血による高ビリルビン血症では，直接ビリルビンが優位になる．

(5) 抗核抗体は，自己抗体である．

問題 006 check □□□ （第32回）

腎疾患に関する記述である．正しいのはどれか．1つ選べ．

(1) 糖尿病腎症は，ネフローゼ症候群にならない．

(2) CKD（慢性腎臓病）の診断基準では，糸球体濾過量（GFR）が，60 mL/分 /1.73 m^2 以上である．

(3) 推算糸球体濾過量（eGFR）は，血清クレアチニン値を用いて算出する．

(4) 血液透析は，24 時間連続して行う．

(5) 死体腎移植を受けた患者には，免疫抑制剤の投与は不要である．

問題 007 check □□□ （第33回）

臨床検査に関する記述である．正しいのはどれか．1つ選べ．

(1) 基準値は，健常者の測定値の 75% が含まれる範囲である．

(2) 心電図の P 波は，心室の興奮を反映している．

(3) 便潜血反応は，大腸がんのスクリーニングとして用いられる．

(4) ALT の上昇は，心臓疾患に特異的である．

(5) CT（コンピュータ断層撮影）は，磁気を利用する検査である．

【解説 004】 【正解】(3)

× (1) レントゲン撮影検査では，肺などX線透過性の高い部分は黒く写り，骨などX線透過性の低い部分が白く写る．

× (2) CT検査ではX線を使用するので，放射線被曝には注意が必要である．

○ (3) 内臓脂肪が蓄積する内臓脂肪型肥満の判定に腹部CT検査が有用である．

× (4) MRI検査は核磁気共鳴を応用して断層画像を描出する．

× (5) エコー検査は被曝の危険性がなく，妊婦健診でも使用されている．

【解説 005】 【正解】(5)

× (1) 閉塞性肺障害では，1秒率が70%未満に低下している．

× (2) ASTは心筋，筋肉，脳，腎臓などにも多く分布している．

× (3) 鉄欠乏性貧血では，平均赤血球容積が小さくなる小球性貧血が特徴的である．

× (4) 溶血性貧血では間接ビリルビンが優位に高値となる．

○ (5) 抗核抗体は自己の細胞核に対する自己抗体で，全身性エリテマトーデスなどの自己免疫疾患で陽性になる．

【解説 006】 【正解】(3)

× (1) 糖尿病腎症，全身性エリテマトーデスでのループス腎炎，アミロイドーシスでのアミロイド腎症などは，二次性にネフローゼ症候群の原因になる．

× (2) CKDは，「尿たんぱく陽性などの腎疾患の存在を示す所見」または「腎機能低下（糸球体濾過量が60 mL/分/1.73 m^2 未満）」が3か月以上続く状態である．

○ (3) eGFRは血清クレアチニン値と年齢を用いた推算式で算出する．

× (4) 血液透析は，患者の状態に応じて，1回3～5時間程度で週に2～3回行われる．

× (5) 腎移植を受けた患者では，拒絶反応を防ぐために免疫抑制剤の投与が必要である．

【解説 007】 【正解】(3)

× (1) 基準値は，健常者の測定値の95%が含まれる範囲である．

× (2) 心電図のP波は心房の興奮を反映し，QRS波が心室の興奮を反映する．

○ (3) 大腸がんではがんの部位から出血しやすく，便中に血液が混じる．このため，便潜血反応が大腸がんのスクリーニングとして用いられる．

× (4) ALTは肝炎などの肝疾患で高値になる．

× (5) CTではX線が使用される．

問題 008 check □□□ （第34回）

臨床検査に関する記述である．最も適当なのはどれか．1つ選べ．

（1）心電図検査は，画像検査である．

（2）X 線検査は，生理機能検査である．

（3）超音波検査は，妊娠中には禁忌である．

（4）スパイロメトリは，拘束性肺障害の診断に用いられる．

（5）核磁気共鳴イメージング（MRI）検査では，放射線被曝がある．

問題 009 check □□□ （第34回）

内分泌疾患に関する記述である．最も適当なのはどれか．1つ選べ．

（1）抗利尿ホルモン不適合分泌症候群（SIADH）では，高ナトリウム血症がみられる．

（2）バセドウ病では，血清甲状腺刺激ホルモン（TSH）値の上昇がみられる．

（3）原発性甲状腺機能低下症では，血清クレアチンキナーゼ（CK）の上昇がみられる．

（4）クッシング症候群では，低血糖がみられる．

（5）原発性アルドステロン症では，高カリウム血症がみられる．

問題 010 check □□□ （第34回）

血液疾患に関する記述である．最も適当なのはどれか．1つ選べ．

（1）鉄欠乏性貧血では，総鉄結合能（TIBC）が低下する．

（2）悪性貧血は，内因子の欠如で起こる．

（3）腎性貧血では，エリスロポエチン産生が亢進する．

（4）特発性血小板減少性紫斑病（ITP）では，ビタミン K 欠乏がみられる．

（5）血友病では，ハプトグロビンが低下する．

【解説 008】 【正解】(4)

× (1) 心電図検査は心臓機能を把握する生理機能検査である.

× (2) X 線検査は基本的な画像検査である.

× (3) 超音波検査は放射線被曝がなく，妊婦健診にも使用される.

○ (4) 拘束性肺障害の診断には呼吸機能を把握する必要があり，スパイロメトリが用いられる.

× (5) MRI 検査では X 線を使用せず，放射線被曝はない.

【解説 009】 【正解】(3)

× (1) SIADH では抗利尿ホルモンが過剰に分泌されて腎臓集合管での水再吸収が亢進し，血清ナトリウムは低値になる.

× (2) バセドウ病では甲状腺ホルモンが過剰に分泌され，ネガティブフィードバックで TSH が低下する.

○ (3) 原発性甲状腺機能低下症では，CK やコレステロールの高値がみられる.

× (4) クッシング症候群では副腎皮質ホルモンが過剰に分泌され，血糖値が高値になる.

× (5) 原発性アルドステロン症では，過剰に分泌されるアルドステロンによって腎尿細管でのナトリウムイオンの再吸収とカリウムイオンの排出が促進され，低カリウム血症になる.

【解説 010】 【正解】(2)

× (1) 鉄欠乏性貧血では，血清鉄濃度が低下し，それを補うために鉄を結合するトランスフェリンが増加し，TIBC が高値になる.

○ (2) 悪性貧血は，胃で分泌される内因子に対する自己抗体によって発症する.

× (3) 腎性貧血は，赤血球の産生を調節するエリスロポエチンの分泌が障害されて発症する.

× (4) ITP は，血小板に対する自己抗体によって発症し，ビタミン K 欠乏とは関係ない.

× (5) ハプトグロビンは，溶血によって遊離されたヘモグロビンを結合して処理する役目があり，溶血性貧血で低下する．血友病は，血液凝固異常が起こる疾患で，溶血とは関係がない.

問題 011 check □□□ （第35回）

臨床検査に関する記述である．最も適当なのはどれか．1つ選べ．

(1) C 反応性たんぱく質（CRP）の血中濃度は，炎症があると低下する．
(2) 血中尿素窒素は，たんぱく質の異化亢進で減少する．
(3) 胆道が閉塞すると，血中で間接ビリルビンが優位に増加する．
(4) 臓器移植では，ヒト白血球型抗原（HLA）の適合を判定する．
(5) 75 g 経口ブドウ糖負荷試験は，糖尿病網膜症の有無を判断するために行う．

問題 012 check □□□ （第35回）

血液疾患に関する記述である．最も適当なのはどれか．1つ選べ．

(1) 血友病では，プロトロンビン時間（PT）が短縮する．
(2) 再生不良性貧血では，骨髄が過形成を示す．
(3) 悪性貧血では，内因子の作用が増強する．
(4) 鉄欠乏性貧血では，総鉄結合能（TIBC）が低下する．
(5) 播種性血管内凝固症候群（DIC）では，フィブリン分解産物（FDP）が増加する．

問題 013 check □□□ （第36回）

内分泌疾患と血液検査所見の組合せである．最も適当なのはどれか．1つ選べ．

(1) バセドウ病――――――――甲状腺刺激ホルモン（TSH）受容体抗体の陽性
(2) 橋本病―――――――――― LDL コレステロール値の低下
(3) 原発性アルドステロン症―――レニンの上昇
(4) クッシング症候群――――――カリウム値の上昇
(5) 褐色細胞腫――――――――カテコールアミン値の低下

【解説 011】　　　　【正解】(4)

× (1) CRP の血中濃度は炎症があると増加し，炎症の存在と程度を判断する有用なマーカーである．

× (2) たんぱく質の異化が亢進すると，代謝産物としての尿素窒素が増加する．

× (3) 胆石症や胆管がんなどで胆道が閉塞されると，肝臓でグルクロン酸抱合を受けた直接型ビリルビンの排泄が障害されて血中で増加する．結果として発生する黄疸を閉塞性黄疸という．

○ (4) 臓器移植では，拒絶反応を防ぐために，HLA の適合が重要である．

× (5) 75 g 経口ブドウ糖負荷試験は，糖尿病の診断に用いられる．合併症としての網膜症は，眼底検査で診断する．

【解説 012】　　　　【正解】(5)

× (1) 血友病では，第Ⅷ因子または第Ⅸ因子が欠乏して，内因系凝固が障害されるため，活性化部分トロンボプラスチン時間（APTT）が延長する．

× (2) 再生不良性貧血では，骨髄は低形成で，血球の産生が障害されて赤血球，白血球，血小板が減少する．

× (3) 悪性貧血では，内因子に対する自己抗体によって，内因子の作用が障害されてビタミン B_{12} が吸収されず，貧血になる．

× (4) 鉄欠乏性貧血では，血清鉄低値と，TIBC 高値が特徴的である．

○ (5) DIC は，感染症や悪性腫瘍などで血液凝固が亢進して微小血栓が多発し，血栓を溶解するために線維素溶解現象（線溶）が活性化される．線溶系亢進の結果，血栓を形成するフィブリンが分解され，FDP が増加する．

【解説 013】　　　　【正解】(1)

○ (1) バセドウ病は TSH 受容体に対する自己抗体によって発症する自己免疫疾患である．

× (2) 橋本病では，甲状腺ホルモンの低下によってコレステロールの代謝が障害され，LDL コレステロールが高値になる．

× (3) 原発性アルドステロン症では，過剰に分泌されるアルドステロンによるネガティブフィードバックの結果，レニンの分泌が低下する．

× (4) クッシング症候群では副腎皮質ホルモンの分泌が亢進し，過剰に分泌されるコルチゾールのミネラルコルチコイド作用によって低カリウム血症が起こる．

× (5) 褐色細胞腫では，副腎髄質ホルモンが過剰に産生され，高血圧，高血糖などが起こる．

応用栄養学

問題 001 check □□□ （第28回）

鉄欠乏性貧血において上昇する検査値である．正しいのはどれか．1つ選べ．

(1) ヘマトクリット（Ht）
(2) 平均赤血球容積（MCV）
(3) ヘモグロビン（Hb）
(4) 総鉄結合能（TIBC）
(5) 血清鉄

問題 002 check □□□ （第31回）

栄養アセスメントに用いる血液検査項目と病態の組合せである．正しいのはどれか．1つ選べ．

(1) クレアチニン――――糖代謝異常
(2) HbA1c――――――脂質代謝異常
(3) アルブミン―――――低栄養
(4) 総コレステロール―――貧血
(5) ヘマトクリット――――骨塩量低下

問題 003 check □□□ （第32回）

静的栄養アセスメントの指標である．正しいのはどれか．1つ選べ．

(1) 血清トランスサイレチン値
(2) 血清トランスフェリン値
(3) 血清総コレステロール値
(4) 血清レチノール結合たんぱく質値
(5) フィッシャー比

問題 004 check □□□ （第34回）

CKD（慢性腎臓病）の栄養アセスメントに関する記述である．最も適当なのはどれか．1つ選べ．

(1) 推算糸球体濾過量（eGFR）の算出には，血清クレアチニン値を用いる．
(2) 重症度分類には，尿潜血を用いる．
(3) たんぱく質摂取量の推定には，1日尿中尿酸排泄量を用いる．
(4) ビタミンD活性化障害の評価には，血清カリウム値を用いる．
(5) エリスロポエチン産生障害の評価には，血清マグネシウム値を用いる．

【解説 001】 【正解】(4)

鉄欠乏性貧血は，摂取する鉄の不足，過多月経などによる出血などが原因で発症する．鉄が不足する結果，鉄を欠乏するたんぱく質のトランスフェリンが反応性に増加する．(4) の総鉄結合能はトランスフェリンが結合可能な鉄の総量を示す検査で，鉄欠乏性貧血では血清鉄が低値で総鉄結合能が高値になっているのが特徴的である．

【解説 002】 【正解】(3)

× (1) クレアチニンは腎機能の評価に用いられる．
× (2) HbA1c は糖代謝異常の指標になる．
○ (3) アルブミンは栄養指標として検査される．
× (4) 総コレステロールは，脂質代謝の指標になる．
× (5) ヘマトクリットは貧血の検査に用いられる．

【解説 003】 【正解】(3)

栄養アセスメントでは，栄養食事療法を適切に行うために，患者の栄養状態を把握する．静的栄養アセスメントは，患者の現時点での栄養状態を把握し，動的栄養アセスメントは感染症や手術などの侵襲下における生体内の各栄養素のダイナミックな状態を評価する．血清総コレステロール値は静的栄養アセスメントの指標になるが，他は動的栄養アセスメントの指標である．

【解説 004】 【正解】(1)

○ (1) eGFR は，性別に，年齢と血清クレアチニン値から算出する．
× (2) CKD の重症度は，原因疾患，たんぱく尿，GFR から判定する．
× (3) たんぱく質の摂取量は，1 日尿中尿素窒素排泄量と体重から推定する．
× (4) ビタミン D の活性化は，1,25-$(OH)_2$ ビタミン D_3 値から評価する．
× (5) エリスロポエチン産生障害は，赤血球数，ヘモグロビン値，血中エリスロポエチン濃度から評価する．

臨床栄養学

問題 001 check □□□ （第36回）

60 歳，男性．胃全摘術後 10 年を経過し，貧血と診断された．ヘモグロビン値 10.2 g/dL，フェリチン値 200 ng/mL（基準値 15 ～ 160 ng/mL），MCV110 fL（基準値 79 ～ 100 fL），MCHC 31%（基準値 26.3 ～ 34.3%）．この貧血の原因として考えられる栄養素である．最も適切なのはどれか．1 つ選べ．

(1) ビタミン B_1

(2) ビタミン B_{12}

(3) ビタミン C

(4) カルシウム

(5) 鉄

問題 002 check □□□ （第33回）

消化器疾患に関する記述である．正しいのはどれか．1 つ選べ．

(1) 脂肪肝では，肝細胞内にコレステロールが過剰に蓄積する．

(2) 非アルコール性脂肪肝炎（NASH）では，インスリン抵抗性が増大する．

(3) 急性胆嚢炎では，血清 CRP（C 反応性たんぱく質）値が低下する．

(4) 急性膵炎急性期では，尿中アミラーゼ値が低下する．

(5) 慢性膵炎非代償期では，グルカゴン分泌が亢進する．

問題 003 check □□□ （第35回）

胃潰瘍で出血を起こすと，上昇する血液検査値である．最も適当なのはどれか．1 つ選べ．

(1) 平均赤血球容積（MCV）

(2) ヘマトクリット

(3) 尿素窒素

(4) HbA1c

(5) PSA

【解説 001】 【正解】(2)

ビタミン B_{12} と結合する内因子は胃から分泌される．このため胃がんなどで胃全摘術を受けた患者では，ほぼ4年以内にビタミン B_{12} が欠乏し，大球性正色素性（MCV が高値，MCHC は基準値の範囲内）の巨赤芽球性貧血を発症する．鉄もしばしば欠乏するが，この患者ではフェリチン値が基準値の範囲内であり，鉄欠乏の状態とは考えにくい．なお，胃全摘術を受けている患者では動物性食品を摂取しても内因子がないために吸収されず，ビタミン B_{12} を筋肉注射などで補充する．

【解説 002】 【正解】(2)

× (1) 脂肪肝では主にトリグリセリドが肝細胞内に過剰に蓄積する．
○ (2) NASH は肥満や糖尿病を伴いやすく，インスリン抵抗性のために肝細胞に脂肪が蓄積される．
× (3) 急性胆嚢炎では，炎症のために CRP 値は上昇する．
× (4) 急性膵炎急性期では血清アミラーゼ値の高値に伴って尿中アミラーゼ値も高値になる．
× (5) 慢性膵炎の非代償期には，内分泌機能が低下し，グルカゴン分泌が低下する．

【解説 003】 【正解】(3)

× (1) 急性の胃潰瘍出血では，正球性貧血が起こり，MCV は変化がない．慢性的に出血した場合には鉄が不足し，MCV が低下する．
× (2) 出血によってヘマトクリットが低下する．
○ (3) 出血による血液成分が消化管内で分解され，吸収されてたんぱく質の分解産物である尿素窒素が増加する．
× (4) HbA1c が高値の糖尿病患者でも，出血して赤血球の産生が促進されると，むしろ糖化ヘモグロビン（HbA1c）が減少する．
× (5) PSA は，前立腺がんなど前立腺疾患で上昇する．

応用力試験

問題 001 check □□□ （第28回）

次の文を読み，問題 A と B に答えよ．

46 歳，男性．事務職．会社の健診で検査値の異常を指摘されて来院した．服薬なし．飲酒量は，毎日ビール大瓶 2 本．喫煙なし．身長 168 cm，体重 84 kg，ウェスト周囲長 92 cm，血圧 136/88 mmHg．空腹時の採血で血液検査値は，AST 36 IU/L，ALT 64 IU/L，γ-GTP 164 IU/L，総コレステロール 213 mg/dL，HDL-コレステロール 42 mg/dL，トリグリセリド 255 mg/dL，血糖 142 mg/dL，インスリン 10.4 μU/mL，HbA1c 7.2%（NGSP），クレアチニン 0.76 mg/dL，尿たんぱく（−），腹部エコー検査で脂肪肝．

A．この症例の病態に関する記述である．正しいのはどれか．1 つ選べ．

（1）BMI は，26.5 kg/m^2 である．
（2）血清 LDL-コレステロール値は，120 mg/dL と算出される．
（3）収縮期高血圧である．
（4）インスリン依存状態である．
（5）非アルコール性脂肪肝炎（NASH）である．

B．この症例の食事療法に関する記述である．正しいのはどれか．1 つ選べ．

（1）摂取エネルギー量を 2,400 kcal/日とする．
（2）たんぱく質を 0.6 g/kg 標準体重/日とする．
（3）脂肪の摂取エネルギー比率を 10% とする．
（4）炭水化物の摂取エネルギー比率を 55% とする．
（5）アルコール量をエタノール換算で 50g/日とする．

【解説 001】 【正解】A.(2), B.(4)

A. LDL-コレステロールはかつて Friedewald の計算式で総コレステロール値 − HDL-コレステロール − トリグリセリド /5 で算出していた．これによると LDL-コレステロールは 120 mg/dL となり，(2) が正しい．現在では LDL-コレステロールは直接に測定できるので，計算することはない．本症例の BMI は 29.8 kg/m^2 である．血圧は正常である．血糖値と HbA1c が高く，糖尿病であると判断できるが，インスリンは 10.4 μU/mL（基準値 5 〜 15 μU/mL）と正常に分泌されているので 2 型糖尿病といえる．腹部エコー検査で脂肪肝の所見があり，AST と γ-GTP 高値はアルコール多飲による脂肪肝の可能性が高い．

B. 本症例はメタボリックシンドロームに該当する．適正なエネルギー摂取と適度の運動を勧め，アルコールを控えて標準体重を目指すように指導する．

問題 002 check □□□ （第29回）

次の文を読み，問題 A と B に答えよ．

21 歳，男性，事務職．入社時健診で血清総コレステロールの高値を指摘されて来院した．父親が高 LDL-コレステロール血症と狭心症で治療中であり，兄は心筋梗塞で突然死している．

身長 170 cm，体重 66 kg，ウェスト周囲長 82 cm，血圧 132/80 mmHg．両側のアキレス腱の肥厚を認める．空腹時の血液検査値は，総コレステロール 364 mg/dL，HDL-コレステロール 54 mg/dL，トリグリセリド 110 mg/dL，血糖 102 mg/dL，HbA1c 5.5%，肝，腎，および甲状腺機能は正常．

A．この症例の病態に関する記述である．正しいのはどれか．1 つ選べ．

(1) 糖尿病型である．
(2) メタボリックシンドロームである．
(3) 血清 LDL-コレステロール値は，200 mg/dL と算出される．
(4) LDL 受容体の異常が考えられる．
(5) 本態性高血圧である．

B．この症例の栄養管理に関する記述である．正しいのはどれか，1 つ選べ．

(1) たんぱく質の摂取量は，0.6 g/kg 標準体重/日とする．
(2) 脂肪の摂取エネルギー比率は，15% とする．
(3) 飽和脂肪酸の摂取エネルギー比率は，7% 以上とする．
(4) コレステロールの摂取量は，200 mg/日未満とする．
(5) アルコールの摂取量は，エタノール換算で 40 g/日とする．

【解説 002】 【正解】A.(4)，B.(4)

A． LDL-コレステロールは Friedewald の計算式から 288 mg/dL であり，高 LDL-コレステロール血症である．父と兄も高 LDL-コレステロール血症と考えられ，典型的なアキレス腱肥厚もあることから，家族性高コレステロール血症が考えられる．LDL 受容体異常の可能性が高い．

B． 栄養管理の観点では，コレステロールの摂取を 1 日 200 mg 未満に減らすことで LDL-コレステロールの低下が期待できる．

問題 003 check □□□ （第29回）

次の文を読み，問題 A と B に答えよ．

30 歳，女性，事務職．妊娠 15 週，妊婦健康診査のために産婦人科外来を受診．身長 160 cm で妊娠前の体重は 44 kg，現在の体重は 45 kg，血圧 100/60 mmHg．血液検査値は，赤血球 370 万 /μL，ヘモグロビン 9.2 g/dL，ヘマトクリット 30% であった．そして，鉄欠乏性貧血と診断された．食生活面では飲酒を妊娠前より減らし，毎日ビール中瓶 1 本程度．出産後の体重増加を最小限に抑えたいので，食事は妊娠前と同様に 1 日 2 回，主食はほとんど食べず，できるだけ魚や豆腐を食べるようにしている．

A．血液検査の結果である．正しいのはどれか．1 つ選べ．

(1) 血清鉄の高値

(2) 不飽和鉄結合能（UIBC）の低値
(3) 血清フェリチンの高値
(4) 平均赤血球容積（MCV）の高値
(5) 平均赤血球ヘモグロビン濃度（MCHC）の低値

B. 栄養教育プログラムの内容と目標の組合せである．誤っているのはどれか．1つ選べ．

(1) 適正なエネルギー摂取には，主食が
必要であることが分かる――――――学習目標
(2) 妊娠 30 週目の体重を 50 kg にする―――結果目標
(3) 鉄分の多い食事を摂る――――――結果目標
(4) 禁酒する―――――――――――行動目標
(5) 家庭を禁煙にする――――――――環境目標

【解説 003】　【正解】A.(5)，B.(3)

A. 鉄欠乏性貧血では，血清鉄，不飽和鉄結合能，血清フェリチンのいずれもが低値で，小球性低色素性貧血を反映して平均赤血球容積（MCV）と平均赤血球ヘモグロビン濃度（MCHC）が低値になる．
B. 鉄欠乏性貧血患者に対する栄養教育では，鉄分の多い食事を摂ることを行動目標にする．

問題 004　check □□□　（第30回）

次の文を読み，問題 A と B に答えよ．

K 病院に勤務する管理栄養士である．NST ラウンドで，肝硬変による腹水と脳症の治療のために 1 週間前に入院した患者のベッドサイドにいる．

患者は，70 歳，男性．7 年前に C 型肝炎と診断され，治療していたが，昨年より肝硬変の状態であると告げられた．これまでに何度も入退院を繰り返している．

身長 165 cm，体重 62 kg，標準体重 60 kg，血圧 142/92 mmHg．空腹時血液検査値は，総たんぱく質 5.9 g/dL，アルブミン 2.6 g/dL，血糖 125 mg/dL，AST 61 IU/L，ALT 45 IU/L，γ-GT 68 IU/L，総ビリルビン 3.1 mg/dL，アンモニア 237 μg/dL（基準値 40 ～ 80 μg/dL）．

A. この患者の栄養管理に関する記述である．誤っているのはどれか．1つ選べ．

(1) エネルギーの摂取量は，1,600 kcal/日にする．
(2) たんぱく質の摂取量は，95 g/日にする．
(3) 脂肪エネルギー比率は，20%E にする．
(4) ナトリウムの摂取量は，食塩相当量で 6 g/日未満にする．
(5) 分枝アミノ酸を多く含む経腸栄養剤を用いる．

B. NST 医師より，肝機能低下が著しいため，LES（late evening snack）療法を開始する指示があった．就寝前に摂取する食品として，最も適切なのはどれか．

(1) ゆで卵 1 個（約 60 g）
(2) プロセスチーズ 2 個（約 40 g）

(3) おにぎり小 2 個（約 120 g）

(4) ホットミルク 1 杯（約 200 mL）

【解説 004】 【正解】A.(2)，B.(3)

A. 腹水と脳症があり，低アルブミン血症，血清ビリルビン高値，アンモニア高値などの所見から，非代償期の肝硬変患者である．栄養管理では，低たんぱく食として，便通を整えて脳症を防ぐことが重要である．

B. LES は，就寝前に軽食をとって夜間の血糖値を維持して最低限の生命活動を保つ目的がある．非代償期肝硬変患者には，血糖値を維持するために炭水化物を含む軽食をとることが望まれる．

問題 005 check □□□ （第33回）

次の文を読み，問題 A，B，C に答えよ．

K 診療所に勤務する管理栄養士である．居宅療養管理指導を行っている．

患者は，75 歳，女性．脳梗塞を発症し，左片麻痺を患いながら自宅療養している．意識ははっきりしており，嚥下障害は認めない．食事は買ってきてもらったレトルト粥，パン，牛乳などを自分で選んで食べているが，摂取エネルギー量が 500 kcal/日と少ない．

身長 146 cm，体重 35 kg，空腹時血液検査値は，ヘマトクリット 33 %，赤血球 380 万/μL，アルブミン 2.6 g/dL，血糖 96 mg/dL，トリグリセリド 80 mg/dL，尿素窒素 11 mg/dL，クレアチニン 0.6 mg/dL．

A．今後の栄養管理である．最も適切なのはどれか．1 つ選べ．

(1) このままの食事を継続し，モニタリングを続ける．

(2) 主食をめしに変更して，1 日の摂取エネルギー量を 1,500 kcal とする．

(3) 食事以外の水分摂取として，現状より 500 mL 増やす．

(4) 間食として栄養補助食品（200 kcal，たんぱく質 7g）を追加する．

B．1 週間後に再訪問したところ，体重が 2 kg 増加していた．考えられる理由として，最も適切なのはどれか．1 つ選べ．

(1) 浮腫の増悪

(2) 便秘

(3) 脱水の改善

(4) 体脂肪量の増加

C．再訪問後の栄養管理である．最も適切なのはどれか．1 つ選べ．

(1) たんぱく質摂取量を増やす．

(2) 食物繊維摂取量を増やす．

(3) 増加させた水分摂取量 500 mL を継続する．

(4) 脂肪摂取量を減らす．

【解説 005】　　【正解】A.(4)，B.(1)，C.(1)

A. 患者は低栄養の状態であり，エネルギー，たんぱく質を補給することが必要である．

B. 1 週間後の再訪問時に体重が 2 kg も増加していたのは，最初の訪問時にアルブミンが 2.6 g/dL であったことから，浮腫が増悪したものと判断できる．

C. 栄養管理ではたんぱく質の摂取量を増やすことが重要で，補給するたんぱく質の質と量を十分に考慮する．

問題 006　check □□□　（第34回）

次の文を読み，問題 A，B，C に答えよ．

K 総合病院に勤務する管理栄養士である．消化器内科病棟を担当して，入院患者の栄養管理を行っている．

患者は，55 歳，男性，単身赴任．慢性膵炎で通院していたが，食生活は改善されないままであった．このたび，激しい上腹部痛と背部痛のために緊急入院となった．意識障害および汎発性腹膜炎が認められ，精査の結果，慢性膵炎の急性増悪と診断された．胆石は認められなかった．

身長 171 cm，体重 63 kg，血圧 128/79 mmHg，空腹時血液検査値は，白血球 15,000/μL，HbA1c 5.8%，血清アミラーゼ 1,200 IU/L（基準値 32 ～ 104 IU/L），CRP 18.2 mg/dL．

これまでの食生活は，朝食欠食，昼食はラーメンとチャーハン，夕食はほぼ外食．飲酒は，毎日 3 合，30 年間続けている．

A. 入院当日の栄養投与法である．最も適切なのはどれか．1 つ選べ．

(1) 流動食による経口栄養法を行う．
(2) 経鼻胃管による経腸栄養法を行う．
(3) 胃瘻を造設して，経腸栄養法を行う．
(4) 絶食として，静脈栄養法を行う．

B. 数週間後，上腹部痛と背部痛は無くなり，退院に向けて栄養食事指導を行っている．退院後の食生活で，遵守すべき重要事項として伝える内容である．最も適切なのはどれか．1 つ選べ．

(1) 禁酒する．
(2) 1 日 3 回規則正しく食事する．
(3) 昼食のラーメンとチャーハンをやめる．
(4) 外食では，野菜を多く食べる．

C. 退院 2 か月後の外来受診時，時々腹部痛や脂肪便を認めるとの訴えがあり，医師より栄養食事指導の依頼があった．この患者が，近所のスーパーマーケットで販売されている惣菜を買って食事を準備する場合，主菜として勧める料理である．最も適切なのはどれか．1 つ選べ．

(1) 和風オムレツ（鶏卵 80 g）
(2) すずき（80 g）の塩焼き
(3) いわし（80 g）の梅干し煮
(4) アボガド（30 g）入りささ身（80 g）のサラダ

【解説 006】　【正解】A.(4), B.(1), C.(2)

A. アルコールの過飲が原因になった慢性膵炎の急性増悪を発症した患者である．まずは絶食にして静脈栄養法を行う．

B. 病態が改善された後は，禁酒し，脂肪食や刺激物を制限して，規則正しい食生活を指導する．

C. (1) は調味料にバター（油）の使用，(3) は梅干しの酸味が強く，(4) は脂肪含有量の多いアボガドと調味料に油の使用が考えられるので避ける．

問題 007 check □□□　（第34回）

次の文を読み，問題 A と B に答えよ．

Kクリニックに勤務する管理栄養士である．外来患者の栄養食事指導を行っている．

患者は，41 歳，男性．今朝から右第一中足趾節関節に激痛を伴う発赤，腫脹を認め来院．

BMI 25.8 kg/m^2，腹囲 92 cm，血圧 120/76 mmHg．空腹時血液検査値は，血糖 112 mg/dL，HbA1c 6.0%，尿酸 8.5 mg/dL，CRP 5.6 mg/dL．ビールが好きで，ほぼ毎日欠かさずに飲んでいる．20 歳時と比較して，10 kg 程度体重が増加していた．減量と節酒することを目標に具体的な食事計画を提示した．

A. 半年後，同様の症状で来院し，再度，栄養食事指導の依頼があった．「体重は少しずつ減量することができ，薬の内服は守れたが，食事制限は難しく，ビールも止められなかった」という．発作の再発防止に向け，具体的な行動に導くための栄養カウンセリングにおける対応である．最も適切なのはどれか．1 つ選べ．

(1)「再発防止には，食事制限とビールを止めることは必須ですよ」と，再度説明する．

(2)「ビールはなかなか止められないですよね」と，共感的理解を示す．

(3)「服薬は守られているのだから，食事もビールも頑張ればできますよ」と，励ます．

(4)「つい食べ過ぎたり，ビールを飲んでしまうのは，どんな時ですか」と，行動分析を行う．

B. 栄養食事指導中に，普段の食事内容を聞き取ったよく食べていた食品である．控えるべき食品の助言として，最も適切なのはどれか．1 つ選べ．

(1) 目玉焼き

(2) さつま揚げ

(3) ボンレスハム

(4) 鶏レバーの焼き鳥

【解説 007】　【正解】A.(4), B.(4)

A. B. 典型的な痛風患者である．食事摂取量を適正にして体重の改善に努め，レバーなどのプリン体の摂取を制限することが重要である．患者は頭の中では理解しているつもりでも，現実には食事の改善が守られないことが多い．このため，患者の行動分析を行って，行動変容につなげることが求められる．

問題 008 check □□□ （第35回）

次の文を読み，問題 A，B，C に答えよ．

K 大学クリニックに勤務している管理栄養士である．

患者は，21 歳，女性．大学入学と同時に一人暮らしを始めた．中学生の時からダイエットを始め，大学入学後，おかずには野菜だけを食べる生活を続けている．最近，運動時に息切れするようになり，クリニックを受診した．また他院にて，舌炎を指摘されている．

BMI 18.5 kg/m^2．血液検査値は，アルブミン 4.2 g/dL，ALT 18 U/L，AST 20 U/L，総ビリルビン 0.8 mg/dL，尿素窒素 16 mg/dL，クレアチニン 0.7 mg/dL，赤血球 234 × $10^4/\mu L$，ヘモグロビン 8.5 g/dL，MCV 112 fL（基準値 79 ～ 100 fL），MCHC 32.4%（基準値 26.3 ～ 34.3%）．

A．この患者に行った追加の血液検査結果である．最も適切なのはどれか．1 つ選べ．

(1) 不飽和鉄結合能（UIBC）高値
(2) エリスロポエチン低値
(3) ビタミン B_{12} 低値
(4) 葉酸低値

B．この患者に認められる症候である．最も適切なのはどれか．1 つ選べ．

(1) 匙状爪
(2) たんぱく尿
(3) 血尿
(4) 神経障害

C．本人は，今回の受診の結果をきっかけに，これからは食生活を見直したいと思っている．この患者への初回の栄養食事指導である．最も適切なのはどれか．1 つ選べ．

(1) 納豆や豆腐などの大豆製品を積極的に食べましょう．
(2) 肉，魚，卵，乳製品を，1 食に 1 品以上食べましょう．
(3) ほうれん草など，緑黄色野菜を積極的に食べましょう．
(4) 野菜は茹でこぼして食べましょう．

【解説 008】 【正解】A.(3)，B.(4)，C.(2)

A． ビタミン B_{12} は動物性食品にしか含まれておらず，患者はビタミン B_{12} 欠乏による巨赤芽球性貧血と診断される．

B． 巨赤芽球性貧血では，MCV が高値で，MCHC は基準値範囲内の大球性正色素性貧血にある．舌炎（ハンター舌炎）や神経障害を伴うこともある（p.113 参照）．

C． 栄養食事指導では動物性食品の摂取を勧める．ビタミン B_{12} の摂取で貧血は改善されるが，ひとたび発症した神経障害は改善されないので，早期に栄養食事指導を行うことが重要である．

問題 009 check □□□ （第36回）

次の文を読み，問題 A，B，C に答えよ．

K クリニックの管理栄養士である．

患者は，38 歳，男性，事務職．健康診断で肝機能異常を指摘され，受診した．精査の結果，非アルコール性脂肪性肝疾患（NAFLD）と診断された．

身長 170 cm，体重 79 kg，BMI 27.3 kg/m^2，腹囲 92 cm．AST 66 U/L，ALT 88 U/L．1 年前の健康診断時は，体重 72 kg，BMI 24.9 kg/m^2，腹囲 87 cm であった．

飲酒は，缶ビール 350 mL を週 3 回程度．喫煙習慣なし．運動習慣なし．朝は食欲がなく，ヨーグルト（脱脂加糖）を 1 個食べて出勤する．間食として毎日 3 回程度，缶コーヒー（乳成分入り・加糖）を飲む．この 1 年間は仕事が忙しく，残業が増えて帰宅時間が遅くなり，夕食を遅く摂ることが多かった．

A．主治医と相談し，まず 3 か月間の食事療法と生活習慣の改善を試みることになり，栄養食事指導を行うことになった．3 か月後の目標である．最も適切なのはどれか．1 つ選べ．

(1) 3 kg の減量
(2) BMI 22 kg/m^2 への減量
(3) 腹囲 85 cm 未満の達成
(4) AST，ALT の正常化

B．目標達成を目指した食事改善のアドバイスである．最も適切なのはどれか．1 つ選べ．

(1) 朝のヨーグルトに，バナナなど果物を入れて食べるよう助言する．
(2) 間食の缶コーヒーを，無糖のものに替えるよう提案する．
(3) 帰宅が 20 時を過ぎたときは，夕食を抜くことを提案する．
(4) 禁酒を勧める．

C．3 か月後再診し，目標は達成されていた．さらに 3 か月後にフォローアップする予定であったが，以降来院しなくなった．翌年の健康診断では，体重，腹囲はほぼ前年の状態にまでリバウンドしており，肝機能異常も再燃したため来院した．再度，栄養食事指導を行う際，患者との信頼関係を構築するための声掛けである．最も適切なのはどれか．1 つ選べ．

(1) せっかく目標達成したのに，リバウンドしてしまいましたね．
(2) お仕事が忙しくて，来られなかったのですね．
(3) ご自分では，リバウンドの原因をどのようにお考えですか．
(4) 脂肪肝の怖さを，理解されていますか．

【解説 009】 【正解】A.(1)，B.(2)，C.(2)

A． まずは**体重の減量**が重要で，3 か月間での減量目標は現体重の 3 ～ 5% 程度とする．

B． 加糖の缶コーヒーは体重増加の要因になるので，**無糖**のものに替えるよう提案する．

C． 3 か月後の再診で目標が達成していたが，その後は来院せず，翌年の健康診断でリバウンドが起きている．患者との信頼関係を構築するためには，来院したことを素直に**受容**するのが適切である．

付録　基準値一覧

※「共用基準範囲」が設定されている項目は星印で数値を示しました．その他の値は，各施設により基準値は異なりますので，参考資料としてください．

表1　尿・便検査

項目		基準値	異常値をとる疾患・病態	
尿検査	たんぱく	(－)～(±)	陽性	腎炎，ネフローゼ症候群，発熱，過労
	糖	(－)	陽性	糖尿病，腎性糖尿，ステロイド服用，膵炎，脳出血，妊娠
	潜血	(－)	陽性	腎・尿路系の炎症，結石，腫瘍，出血性素因，腎臓外傷
	ウロビリノゲン(UBG)	(±)～(＋)	陽性	肝障害，血管内溶血，体質性黄疸，便秘
	ビリルビン（Bil）	(－)	陽性	閉塞性黄疸，体質性黄疸
	ケトン体	(－)	陽性	飢餓，糖尿病性ケトアシドーシス，嘔吐，下痢，空腹，発熱
	沈渣　赤血球	＜2個/毎視野	陽性	腎・尿路系の炎症，結石，腫瘍，出血性素因
	白血球	＜4個/毎視野	陽性	膀胱炎，腎盂炎，尿道炎，前立腺炎
	上皮細胞	(－)～扁平上皮が少数	陽性	膀胱炎
	円柱	(－)～硝子円柱が少数	陽性	腎炎，尿細管障害，ネフローゼ症候群
	結晶	(－)～尿酸塩，リン酸塩，シュウ酸塩	陽性	尿路結石症
	細菌	＜4個/毎視野	陽性	膀胱炎，腎盂炎，尿道炎
便検査	潜血反応	(－)	陽性	消化管出血（潰瘍，悪性腫瘍）
	寄生虫卵	(－)	陽性	寄生虫症

表2　血球検査

項目	基準値	異常値をとる疾患・病態	
★赤血球数（RBC）	男435～555万/μL 女386～492万/μL	高値	真性多血症，脱水，ストレス，二次性多血症
		低値	貧血，白血病，悪性腫瘍，出血
★ヘモグロビン（Hb）	男13.7～16.8 g/dL 女11.6～14.8 g/dL		赤血球数と同じ意義
★ヘマトクリット（Ht）	男40.7～50.1％ 女35.1～44.4％		赤血球数と同じ意義
網赤血球数（Ret）	0.5～2.0％	高値	出血後，溶血性貧血
		低値	再生不良性貧血，巨赤芽球性貧血
★平均赤血球容積（MCV）	83.6～98.2 fL	高値	大球性貧血
		低値	小球性貧血
★平均赤血球ヘモグロビン量（MCH）	27.5～33.2 pg	低値	低色素性貧血
★平均赤血球ヘモグロビン濃度（MCHC）	31.7～35.3 g/dL（％）	低値	低色素性貧血
★白血球数（WBC）	3,300～8,600/μL	高値	感染症，心筋梗塞，白血病，真性多血症，出血
		低値	SLE，白血病，無顆粒球症，悪性貧血，再生不良性貧血，骨髄線維症，薬剤副作用，腸チフス
白血球分画　桿状核好中球 分節核好中球	2.0～13.0％ 38.0～58.0％	高値	感染症，炎症，急性中毒
		低値	ウイルス感染症，腸チフス，再生不良性貧血，白血病，SLE，無顆粒球症，肝硬変
好酸球（Eos）	0.2～6.8％	高値	アレルギー性疾患，寄生虫症，膠原病
		低値	腸チフス，クッシング症候群，ストレス
好塩基球（Bas）	0～1.0％	高値	慢性骨髄性白血病，甲状腺疾患
単球（Mon）	2.3～7.7％	高値	骨髄単球性白血病，無顆粒球症の回復期
		低値	重症敗血症，悪性貧血
リンパ球（Lym）	26.2～46.6％	高値	ウイルス感染症，伝染性単核球症，アレルギー性疾患，慢性リンパ性白血病
		低値	急性感染症の初期，悪性リンパ腫，SLE
★血小板数（PLT）	15.8～34.8万/μl	高値	本態性血小板血症，真性多血症，出血
		低値	特発性血小板減少性紫斑病，肝硬変，抗癌薬使用，骨髄異形成症候群

表 3　血液凝固検査

項　目	基準値	異常値をとる疾患・病態	
プロトロンビン時間（PT）	10 ～ 12 秒	延長	Ⅱ・Ⅴ・Ⅶ・Ⅹ因子欠乏症，肝障害，DIC，ビタミン K 欠乏症
PT（%）	70 ～ 120%		
PT-INR	0.9 ～ 1.1		
活性化部分トロンボプラスチン時間（APTT）	30 ～ 40 秒	延長	Ⅻ・Ⅺ・Ⅹ・Ⅸ・Ⅷ因子欠乏症，DIC，ビタミン K 欠乏症，肝障害
フィブリノゲン（Fbg）	170 ～ 410 mg/dL	高値	感染症，悪性腫瘍，脳血栓症，心筋梗塞，膠原病，手術後
		低値	無フィブリノゲン血症，DIC，肝障害
フィブリン分解産物（FDP）	5 μg/mL 以下	高値	DIC，血栓症，悪性腫瘍，手術後
D-ダイマー	150 ng/mL 以下	高値	DIC，血栓症，血栓溶解療法後
TAT	3.5 ng/mL 以下	高値	DIC，動静脈血栓症，外傷，手術後，膠原病
PIC	0.9 μg/mL 以下	高値	DIC，血栓溶解療法後
トロンボ試験	70 ～ 130%	低値	ワルファリン使用，ビタミン K 欠乏症，肝障害
ヘパプラスチン試験	70 ～ 130%	低値	ワルファリン使用，ビタミン K 欠乏症，肝障害
アンチトロンビンⅢ（AT-Ⅲ）	80 ～ 125%	低値	肝障害，DIC，血栓症，先天性 AT-Ⅲ欠損症

表 4-1　血液生化学検査

項　目	基準値	異常値をとる疾患・病態	
★総たんぱく（TP）	6.6 ～ 8.1 g/dL	高値	炎症，脱水，多発性骨髄腫
		低値	低栄養，吸収不良症候群，肝障害，ネフローゼ症候群，熱傷
★アルブミン（Alb）	4.1 ～ 5.1 g/dL	高値	脱水
		低値	肝硬変，ネフローゼ症候群，吸収不良症候群，低栄養
血清たんぱく分画			
アルブミン（Alb）	53.9 ～ 66.9%	増加	脱水症
α_1-glob（α_1-グロブリン）	2.1 ～ 4.4%	増加	炎症，妊娠，腎不全
α_2-glob	4.8 ～ 9.3%	増加	炎症，ネフローゼ症候群，妊娠
β-glob	9.0 ～ 14.5%	増加	脂質異常症，妊娠
γ-glob	12.4 ～ 23.6%	増加	多発性骨髄腫，感染症，肝硬変
★血糖（グルコース，Glu）	73 ～ 109 mg/dL（空腹時）	高値	糖尿病，肝疾患，脳血管障害
		低値	高インスリン血症，肝疾患，腸管吸収不良
糖負荷試験（GTT）	140 mg/dL 未満（2 時間値）	高値	糖尿病
★HbA1c（ヘモグロビン A1c）	4.9 ～ 6.0%（NGSP）	高値	高血糖状態の持続
		低値	赤血球寿命短縮
フルクトサミン（FRA）	205 ～ 285 μmol/L	高値	高血糖の持続
グリコアルブミン	12 ～ 16%	高値	糖尿病
1,5-AG（1,5-アンヒドログルシトール）	14 μg/mL 以上	低値	糖尿病コントロール不良
★総コレステロール（T-Chol，TC）	142 ～ 248 mg/dL	高値	原発性・続発性高コレステロール血症，甲状腺機能低下症，ネフローゼ症候群，胆道閉鎖症，悪性腫瘍
		低値	家族性低コレステロール血症，肝障害，甲状腺機能亢進症
遊離型コレステロール	30 ～ 60 mg/dL	高値	糖尿病，甲状腺機能低下症，ネフローゼ症候群
		低値	肝硬変，甲状腺機能亢進症，低リポたんぱく血症
★HDL コレステロール（HDL-C）	男 38 ～ 90 mg/dL 女 48 ～ 103 mg/dL	高値	家族性高 HDL コレステロール血症，CETP 欠損症
		低値	高リポたんぱく血症，虚血性心疾患，脳梗塞，肥満症，喫煙
★LDL コレステロール（LDL-C）	65 ～ 163 mg/dL	高値	原発性・続発性高コレステロール血症，甲状腺機能低下症
		低値	家族性低コレステロール血症，肝障害，甲状腺機能亢進症
★中性脂肪（TG）	男 40 ～ 234 mg/dL 女 30 ～ 117 mg/dL	高値	脂質異常症，肥満，糖尿病，肝胆道疾患，甲状腺機能低下症
		低値	甲状腺機能亢進症，副腎不全，肝硬変，低栄養

表 4-2　血液生化学検査

項　目		基準値	異常値をとる疾患・病態	
アポたんぱく分画	Apo-AⅠ	95 ～ 180 mg/dL	増加	高 HDL コレステロール血症，糖尿病
			低下	高トリグリセリド血症，肝胆道疾患，腎不全
	Apo-AⅡ	20 ～ 40 mg/dL	増加	高 HDL コレステロール血症，糖尿病
			低下	高トリグリセリド血症，肝胆道疾患，腎不全
	Apo-B	45 ～ 125 mg/dL	増加	家族性高コレステロール血症，家族性複合型高脂血症，糖尿病，甲状腺機能低下症，ネフローゼ症候群
	Apo-CⅡ	1.1 ～ 5.0 mg/dL	増加	原発性高カイロミクロン血症，高トリグリセリド血症，Ⅲ型高脂血症，糖尿病
			低下	肝硬変
	Apo-CⅢ	4.0 ～ 14.0 mg/dL	増加	原発性高カイロミクロン血症，高トリグリセリド血症，Ⅲ型高脂血症，糖尿病
			低下	肝硬変
	Apo-E	2.2 ～ 6.4 mg/dL	増加	Ⅲ型高脂血症，糖尿病，肝疾患，ネフローゼ症候群
			低下	アポ E 欠損症
リポたんぱく分画	カイロミクロン	0.0 ～ 1.2%	増加	LPL 欠損症，アポ CⅡ欠損症，原発性高トリグリセリド血症，家族性高 HDL コレステロール血症，β-リポたんぱく血症，ネフローゼ症候群，甲状腺機能低下症（他の検査と組み合わせて判断する）
	α-リポたんぱく	16.3 ～ 43.0%		
	pre β-リポたんぱく	11.2 ～ 23.6%		
	β-リポたんぱく	40.1 ～ 55.8%		
リン脂質（PL）		145 ～ 257 mg/dL	高値	胆汁うっ滞，甲状腺機能低下症，脂質異常症，ネフローゼ
			低値	肝硬変，甲状腺機能亢進症
遊離脂肪酸（FFA）		100 ～ 800 μEq/L	高値	糖尿病，肝障害，甲状腺機能亢進症，クッシング症候群
			低値	甲状腺機能低下症，汎下垂体機能低下，アジソン病
★AST（GOT）		13 ～ 30 U/L	高値	急性肝炎，心筋梗塞，肝硬変，肝癌
★ALT（GPT）		男 10 ～ 42 U/L 女　7 ～ 23 U/L	高値	急性肝炎，慢性肝炎，肝硬変，肝癌，脂肪肝
★LD（乳酸脱水素酵素）		124 ～ 222 U/L	高値	肝炎，心筋梗塞，悪性腫瘍，悪性リンパ腫，悪性貧血，皮膚筋炎
★総ビリルビン（T-Bil）		0.4 ～ 1.5 mg/dL	高値	肝炎，肝硬変，肝癌，胆石症，溶血性貧血
直接ビリルビン（D-Bil）		0.0 ～ 0.2 mg/dL	高値	肝炎，胆汁うっ滞，胆石症
★ALP（アルカリホスファターゼ）		106 ～ 322 U/L	高値	肝胆道疾患，骨疾患，副甲状腺機能亢進症，妊娠，小児
★γ-GT		男 13 ～ 64 U/L 女　9 ～ 32 U/L	高値	アルコール性肝炎，閉塞性黄疸，薬剤性肝炎
★コリンエステラーゼ（ChE）		男 240 ～ 486 U/L 女 201 ～ 421 U/L	高値	ネフローゼ症候群，糖尿病性腎症
			低値	肝硬変，農薬中毒，サリン中毒
LAP（ロイシンアミノペプチダーゼ）		37 ～ 73 U/L	高値	閉塞性黄疸，肝炎，悪性リンパ腫，悪性腫瘍
TTT（チモール混濁試験）		0.5 ～ 5 U	高値	慢性肝炎，肝硬変，肝癌，多発性骨髄腫
ZTT（硫酸亜鉛混濁試験）		4 ～ 12 U	高値	慢性肝炎，肝硬変，肝癌，多発性骨髄腫，脂質異常症
インドシアニングリーン試験（ICG）		15 分停滞率：10％以下	上昇	肝硬変，慢性肝炎，急性肝炎，体質性黄疸，体質性 ICG 排泄異常症
アンモニア		30 ～ 86 μg/dL（直接比色法）	高値	劇症肝炎，重症肝硬変，進行性肝癌，特発性門脈圧亢進症，アミノ酸代謝異常症，尿毒症，ショック，消化管出血
★血清アミラーゼ（Amy）		44 ～ 132 U/L	高値	急性膵炎，慢性膵炎，膵癌，イレウス，耳下腺炎
尿中アミラーゼ		55 ～ 547 U/L		
リパーゼ		11 ～ 53 U/L	高値	急性膵炎，慢性膵炎，膵癌，イレウス，腎不全
エラスターゼⅠ		110 ～ 410 ng/mL	高値	急性膵炎，膵癌，アルコール性肝障害，胃癌
★クレアチンキナーゼ（CK）〈クレアチン・ホスホキナーゼ〔CPK〕〉		男 59 ～ 248 U/L 女 41 ～ 153 U/L	高値	心筋梗塞，筋ジストロフィー，ショック，運動，手術後
CK-MB		4.4 ng/mL 以下	高値	急性心筋梗塞，心筋炎，横紋筋融解症，筋ジストロフィー

表 4-3　血液生化学検査

項　目	基準値	異常値をとる疾患・病態	
アルドラーゼ（ALD）	2.3 ～ 5.7 U/L	高値	筋疾患，悪性腫瘍，肝炎
★尿素窒素（UN）	8 ～ 20 mg/dL	高値	腎不全，腎炎，心不全，脱水，消化管出血，ショック
★クレアチニン（Creat，Cr）	男 0.65 ～ 1.07 mg/dL 女 0.46 ～ 0.79 mg/dL	高値	腎炎，腎不全，脱水，巨人症，甲状腺機能亢進症
クレアチニンクリアランス（Ccr）	91 ～ 130 mL/分/1.73 m^2	低値	糸球体腎炎，糖尿病性腎症，ループス腎炎，尿路結石，前立腺肥大，心不全，脱水，ショック
シスタチン C（Cys-C）	0.53 ～ 0.95 mg/dL	高値	糸球体腎炎，腎不全，甲状腺機能亢進症
		低値	甲状腺機能低下症
β_2-ミクログロブリン（β_2MG）	血清：2 mg/L 以下 尿：200 μg/L 未満	高値	慢性腎炎，慢性腎不全，糖尿病性腎症，悪性腫瘍，自己免疫疾患，感染症
★尿酸（UA）	男 3.7 ～ 7.8 mg/dL 女 2.6 ～ 5.5 mg/dL	高値	痛風，悪性腫瘍，白血病
★ナトリウム（Na）	138 ～ 145 mmol/L	高値	脱水，下痢，発汗，尿崩症，原発性アルドステロン症
		低値	浮腫，クッシング症候群，降圧利尿薬使用，嘔吐，下痢，ADH 不適合分泌症候群
★クロール（Cl）	101 ～ 108 mmol/L	高値	脱水，下痢，代謝性アシドーシス，呼吸性アルカローシス
		低値	嘔吐，腎不全，代謝性アルカローシス，糖尿病性ケトアシドーシス
★カリウム（K）	3.6 ～ 4.8 mmol/L	高値	腎不全，乏尿，脱水
		低値	降圧利尿薬使用，原発性アルドステロン症，クッシング症候群
★カルシウム（Ca）	8.8 ～ 10.1 mg/dL	高値	副甲状腺機能亢進症，異所性 PTH 産生腫瘍，骨髄腫，骨腫瘍，バセドウ病，成人 T 細胞白血病，悪性腫瘍，ビタミン D 過剰
		低値	副甲状腺機能低下症，骨軟化症，低アルブミン血症，腎不全
★リン（P） 〔無機リン（IP）〕	2.7 ～ 4.6 mg/dL	高値	腎不全，ビタミン D 中毒，巨人症，副甲状腺機能低下症
		低値	副甲状腺機能亢進症，くる病，骨軟化症，尿細管性アシドーシス
★鉄（Fe）	40 ～ 88 μg/dL	高値	ヘモクロマトーシス，再生不良性貧血，肝癌
		低値	鉄欠乏性貧血，慢性炎症，慢性出血，悪性腫瘍，寄生虫症
総鉄結合能（TIBC）	男 250 ～ 380 μg/dL 女 250 ～ 450 μg/dL	高値	鉄欠乏性貧血，多血症
		低値	悪性腫瘍，ヘモクロマトーシス，慢性炎症
不飽和鉄結合能（UIBC）	男 111 ～ 255 μg/dL 女 137 ～ 325 μg/dL	高値	鉄欠乏性貧血，多血症
		低値	悪性腫瘍，ヘモクロマトーシス，慢性炎症
フェリチン	男 37 ～ 420 ng/mL 女 6 ～ 140 ng/mL	高値	ヘモクロマトーシス，ヘモシデローシス，悪性腫瘍，炎症
		低値	鉄欠乏性貧血，真性多血症
銅	70 ～ 130 μg/dL	高値	閉塞性黄疸，悪性リンパ腫，悪性腫瘍
		低値	ウイルソン病，メンケス症候群，ネフローゼ症候群
マグネシウム（Mg）	1.8 ～ 2.4 mg/dL	高値	腎不全，アジソン病，甲状腺機能低下症，糖尿病性昏睡
		低値	慢性腎臓病，原発性アルドステロン症，肝硬変，骨腫瘍
葉酸（FA）	2.5 ～ 8.0 ng/mL	低値	巨赤芽球性貧血，高ホモシステイン血症，アルコール常用
ビタミン B_{12}	200 ～ 1,000 pg/mL	高値	慢性骨髄性白血病，真性多血症，肝細胞癌
		低値	悪性貧血，慢性膵炎，クローン病

表5　内分泌検査

項　目	基準値	異常値をとる疾患・病態	
GH（成長ホルモン）	男 0.17 ng/mL 以下 女 0.28 ～ 1.64 ng/mL （早朝空腹時）	高値	下垂体腫瘍（巨人症，先端巨大症），異所性 GH 産生腫瘍
		低値	下垂体前葉機能低下症（下垂体腫瘍，分娩後など）， 下垂体性小人症
ACTH （副腎皮質刺激ホルモン）	4.4 ～ 48.0 pg/mL （早朝空腹時）	高値	下垂体性クッシング病，異所性 ACTH 産生腫瘍
		低値	アジソン病，コルチゾール産生腫瘍，ACTH 単独欠損症
TSH （甲状腺刺激ホルモン）	0.5 ～ 5.0 μIU/mL	高値	甲状腺機能低下症，TSH 産生腫瘍，甲状腺ホルモン不応症
		低値	甲状腺機能亢進症
LH（黄体形成ホルモン） FSH（卵胞刺激ホルモン）	1.7 ～ 13.3 mIU/mL 4.5 ～ 11.0 mIU/mL （女性卵胞期）	高値	ターナー症候群，クラインフェルター症候群
		低値	下垂体機能低下症，神経性食欲不振症
PRL（プロラクチン）	男 3.6 ～ 16.3 ng/mL 女 4.1 ～ 28.9 ng/mL	高値	視床下部器質的障害，プロラクチン産生腫瘍， 原発性甲状腺機能低下症
		低値	下垂体機能低下症，甲状腺機能亢進症
ADH（抗利尿ホルモン）	0.3 ～ 3.5 pg/mL	高値	ADH 不適合分泌症候群，腎性尿崩症
		低値	尿崩症
T_4（サイロキシン） FT_4（遊離サイロキシン）	6.1 ～ 12.4 μg/dL 0.9 ～ 1.7 ng/dL	高値	甲状腺機能亢進症，亜急性甲状腺炎，橋本病の急性増悪
		低値	甲状腺機能低下症，副腎皮質ステロイド薬服用
T_3（トリヨードサイロニン） FT_3（遊離トリヨードサイロニン）	0.8 ～ 1.6 ng/mL 2.3 ～ 4.3 pg/mL	高値	甲状腺機能亢進症，亜急性甲状腺炎，橋本病の急性増悪
		低値	甲状腺機能低下症，低 T_3 症候群， 副腎皮質ステロイド薬服用
カルシトニン	110 pg/mL 以下	高値	甲状腺髄様癌，高カルシウム血症，慢性腎不全
PTH（副甲状腺ホルモン）	0.5 ng/mL 以下 （C 末端 PTH）	高値	副甲状腺機能亢進症，腎不全，ビタミン D 欠乏症， クッシング症候群
		低値	副甲状腺機能低下症，高カルシウム血症，甲状腺機能亢進症
血中コルチゾール	6.4 ～ 21.0 μg/dL （早朝安静時）	高値	クッシング症候群，異所性 ACTH 産生腫瘍，慢性腎不全， 甲状腺機能亢進症
		低値	アジソン病，急性副腎不全，下垂体機能低下症
アルドステロン	29.9 ～ 159 pg/mL 以下 （早朝臥位）	高値	原発性アルドステロン症，続発性アルドステロン症
		低値	アジソン病，選択的アルドステロン減少症
A（アドレナリン）	100 pg/mL 以下	高値	褐色細胞腫，神経芽細胞腫，本態性高血圧症， うっ血性心不全
NA（ノルアドレナリン）	500 pg/mL 以下		
DA（ドパミン）	300 pg/mL 以下		
尿中 VMA （バニリルマンデル酸）	1 ～ 5 mg/日 （16 歳以上）	低値	甲状腺機能亢進症，起立性低血圧症
テストステロン	男 4.0 ～ 8.0 ng/mL 女 0.2 ～ 0.6 ng/mL	高値	男性ホルモン産生腫瘍，先天性副腎過形成
		低値	クラインフェルター症候群，下垂体性性腺機能不全
エストラジオール（E_2）	10 ～ 78 pg/mL （女性卵胞期）	高値	エストロゲン産生卵巣腫瘍，妊娠，多胎
		低値	卵巣機能不全，ターナー症候群
エストリオール（E_3）	0 ～ 20 pg/mL （女性卵胞期）	高値	多胎妊娠，肝疾患
		低値	胞状奇胎，胎児赤芽球症，重症妊娠高血圧症候群
プロゲステロン	0.3 ～ 1.0 ng/mL （女性卵胞期）	高値	先天性副腎過形成，男性化副腎腫瘍
		低値	黄体機能不全，胎盤機能不全，アジソン病
IRI（インスリン）	5 ～ 15 μU/mL	高値	低血糖，クッシング症候群，肥満，GH 過剰， インスリン自己免疫症候群
		低値	糖尿病，褐色細胞腫，飢餓，下垂体機能不全症
C ペプチド	0.6 ～ 1.8 ng/mL （空腹時）	高値	肥満，インスリノーマ，先端巨大症，クッシング症候群， 甲状腺機能亢進症
		低値	糖尿病，膵癌，膵炎，副腎不全，下垂体機能不全
グルカゴン	40 ～ 180 pg/mL	高値	グルカゴノーマ，糖尿病性ケトアシドーシス
		低値	グルカゴン欠損症，慢性膵炎，下垂体機能不全症

表 6　免疫血清検査

項　目	基準値	異常値をとる疾患・病態	
★CRP	0.00 ～ 0.14 mg/dL	高値	急性・慢性感染症，膠原病，悪性腫瘍，血栓症，梗塞性疾患
★免疫グロブリン　IgG	861 ～ 1,747 mg/dL	高値	IgG 型多発性骨髄腫，本態性 M たんぱく血症（MGUS），慢性感染症，慢性肝炎，膠原病，悪性腫瘍
		低値	免疫不全症候群，たんぱく喪失性疾患，ネフローゼ症候群
★　IgM	男 33 ～ 183 mg/dL 女 50 ～ 269 mg/dL	高値	原発性マクログロブリン血症，本態性Mたんぱく血症(MGUS)，慢性感染症，肝疾患，膠原病，悪性腫瘍，急性ウイルス感染症
		低値	免疫不全症候群，たんぱく喪失性疾患
★　IgA	93 ～ 393 mg/dL	高値	IgA 型多発性骨髄腫，本態性 M たんぱく血症（MGUS），慢性感染症，慢性肝炎，膠原病，悪性腫瘍，IgA 腎症
		低値	免疫不全症候群，たんぱく喪失性疾患，ネフローゼ症候群
IgD	9 mg/dL 以下	高値	IgD 型多発性骨髄腫
IgE	173 IU/mL 以下	高値	アレルギー疾患，高 IgE 症候群，IgE 型多発性骨髄腫，肝疾患
		低値	免疫不全症
免疫グロブリンE　RAST	0.34 U_A/mL 以下	高値	各種アレルギー疾患
CH_{50}（補体活性価）	26 ～ 49 U/mL	高値	ベーチェット病，関節リウマチ，皮膚筋炎，急性感染症，悪性腫瘍
		低値	急性腎炎，重症肝障害，膠原病
★補体 C3	73 ～ 138 mg/dL	C4 正常・C3 低値	急性糸球体腎炎，慢性増殖性腎炎，エンドトキシンショック
		C4 低値・C3 低値	SLE，自己免疫性溶血性貧血，関節リウマチ，肝疾患
★　C4	11 ～ 31 mg/dL	C4 低値・C3 正常	遺伝性血管神経性浮腫
ANA（抗核抗体）	40 倍未満	高値	SLE，混合性結合組織病，多発性筋炎，全身性硬化症，自己免疫性肝炎
抗 DNA 抗体	40 IU/mL 以下	高値	SLE，混合性結合組織病，シェーグレン症候群
抗 dsDNA 抗体	10 IU/mL 以下		
抗 ssDNA 抗体	10 IU/mL 以下		
抗 ENA 抗体	陰性	高値	混合性結合組織病，SLE，全身性硬化症
RF（リウマトイド因子）	20 IU/mL 未満	高値	関節リウマチ，SLE，全身性硬化症，肝硬変，ウイルス感染症
抗サイログロブリン抗体	0.3 U/mL 未満	高値	バセドウ病，橋本病，特発性粘液水腫
抗甲状腺ペルオキシダーゼ抗体	0.1 IU/mL 未満	高値	バセドウ病，橋本病，特発性粘液水腫
抗 TSH レセプター抗体	陰性	高値	バセドウ病
抗ミトコンドリア抗体	20 U/mL 以下	高値	原発性胆汁性肝硬変，自己免疫性肝炎，肝硬変，SLE
クームス試験	陰性	高値	自己免疫性溶血性貧血，不適合輸血，不適合妊娠

表 7　感染症関連検査

項　目	基準値	異常値をとる疾患・病態	
ASO（抗ストレプトリジン O）	成人：166 Todd 単位以下 小児：250 Todd 単位以下	高値	溶連菌感染（扁桃炎，猩紅熱），リウマチ熱，急性糸球体腎炎
ASK（抗ストレプトキナーゼ）	2,560 倍未満	ASO と同じ意義	
梅毒血清反応（ガラス板法，RPR 法）	陰性（定性） 1 倍未満（定量）	陽性	梅毒，生物学的偽陽性反応（妊娠，SLE，結核，異型肺炎，ハンセン病，ウイルス肝炎など）
（TPHA）	陰性（定性） 80 倍未満（定量）	陽性	梅毒
HA 抗体（A 型肝炎ウイルス抗体）	陰性	陽性	A 型肝炎
HBs 抗原（B 型肝炎ウイルス s 抗原）	陰性	陽性	B 型肝炎，キャリア
HBs 抗体（B 型肝炎ウイルス s 抗体）	陰性	陽性	B 型肝炎の既往，B 型肝炎ウイルスワクチン接種
HCV 抗体（C 型肝炎ウイルス抗体）	陰性	陽性	C 型肝炎
HIV 抗体（エイズウイルス抗体）	陰性	陽性	エイズ
HTLV-Ⅰ抗体（成人 T 細胞白血病ウイルス抗体）	陰性	陽性	成人 T 細胞白血病

表 8　腫瘍マーカー

項　目	カットオフ値	異常値をとる疾患・病態
AFP（α-フェトプロテイン）	10 ng/mL	肝細胞癌，転移性肝癌，急性肝炎，慢性肝炎，肝硬変，腎不全，妊娠
BCA225	160 U/mL	乳癌
BFP	75 ng/mL	肝癌，胆道癌，子宮癌，膵癌，腎癌，卵巣癌，肺癌，肝硬変
CA15-3	30 U/mL	乳癌，卵巣癌，肺癌
CA19-9	37 U/mL	膵癌，胆囊癌，胆道癌，胃癌，大腸癌
CA72-4	4 U/mL	卵巣癌，膵癌
CA125	35 U/mL	卵巣癌，子宮頸癌，子宮内膜症，妊娠，膵癌，肺癌
CA130	35 U/mL	卵巣癌，子宮内膜症，妊娠，膵癌，肝癌
CA602	63 U/mL	卵巣癌，子宮内膜症，妊娠
CEA（癌胎児性抗原）	5 ng/mL	大腸癌，胃癌，膵癌，肺癌，乳癌，胆道癌，子宮内膜癌，卵巣癌，肺炎，気管支炎，結核，潰瘍性大腸炎，肝炎，肝硬変，喫煙者
CYFRA21	3.5 ng/mL	肺扁平上皮癌，肺腺癌，間質性肺炎，気管支拡張症
γ-Sm	4 ng/mL	前立腺癌，前立腺肥大症，前立腺炎
NCC-ST-439	7 U/mL	膵癌，胃癌，大腸癌，胆囊・胆管癌，肺癌，乳癌，肝癌，慢性肝疾患
NSE	10 ng/mL	肺小細胞癌，神経芽細胞腫，褐色細胞腫，網膜芽細胞腫，胃癌，大腸癌
PIVKA-Ⅱ	0.1 AU/mL	肝癌，慢性肝炎，肝硬変，肝内胆汁うっ滞
Pro GRP	46 pg/mL	肺小細胞癌，腎不全
PSA	4 ng/mL	前立腺癌，前立腺肥大症，前立腺炎
SCC	1.5 ng/mL	肺扁平上皮癌，子宮頸癌，食道癌，皮膚癌，肺炎，肺結核，気管支喘息，腎不全
SLX	38 U/mL	肺腺癌，膵癌，卵巣癌，胃癌，大腸癌，肝硬変
SPan-1	30 U/mL	膵癌，胆囊・胆管癌，肝癌，胃癌，大腸癌，肺癌，乳癌，肝硬変，肝炎
STN	45 U/mL	卵巣癌，子宮内膜症，妊娠，膵癌，胆管癌，肝癌，胃癌，肺癌

＊カットオフ値：その値を境界にして陽性か陰性かを判別する値で，病態判断値のこと．

表 9　動脈血ガス分析

項　目	基準値	異常値をとる疾患・病態	
pH	7.35 ～ 7.45	高値	代謝性アルカローシス，呼吸性アルカローシス
		低値	代謝性アシドーシス，呼吸性アシドーシス
二酸化炭素分圧（Pa_{CO2}）	35 ～ 45 mmHg	高値	呼吸不全（肺炎，重症喘息，肺癌など），心不全
		低値	不安，過換気症候群，脳炎，薬物中毒
酸素分圧（Pa_{O2}）	75 ～ 100 mmHg	高値	過換気症候群，脳炎
		低値	肺炎，肺うっ血，心不全，気管支喘息
酸素飽和度（S_{O2}）	94 ～ 100%	低値	慢性閉塞性肺疾患，動静脈瘻
重炭酸イオン（HCO_3^-）	22 ～ 26 mmol/L	高値	代謝性アルカローシス，呼吸性アシドーシス
		低値	代謝性アシドーシス，呼吸性アルカローシス
塩基過剰（BE）	−2 ～ 2 mEq/L	高値	代謝性アルカローシス，慢性呼吸性アシドーシス，急性呼吸性アルカローシス
		低値	代謝性アシドーシス，慢性呼吸性アルカローシス，急性呼吸性アシドーシス

索引

あ行

か行

さ行

た行

な行

は行

ま行

や行

ら・わ行

欧文

【著者略歴】

奈《な》良《ら》信《のぶ》雄《お》

1975年　東京医科歯科大学医学部卒業
同　年　東京医科歯科大学医学部第1内科医員
1983年　カナダ，トロント大学オンタリオ癌研究所に留学
1987年　東京医科歯科大学医学部内講師（第1内科学）
1990年　東京医科歯科大学医学部助教授（臨床検査医学）
1994年　東京医科歯科大学医学部教授（臨床検査医学）
1999年　東京医科歯科大学大学院医歯学総合研究科教授
　　　　（全人診断治療学講座，臨床検査医学分野）
2002年　全国共同利用施設医歯学教育システム研究センター教授（併任）
2006年　同センター長
2015年　東京医科歯科大学名誉教授，同特命教授（2017年まで），
　　　　順天堂大学医学部特任教授（2018年より客員教授），
　　　　大学改革支援・学位授与機構特任教授（2021年まで）
2017年　日本医学教育評価機構常勤理事
2020年　東洋療法研修試験財団理事長
　　　　現在にいたる　医学博士

栄養アセスメントに役立つ
臨床検査値の読み方 考え方 ケーススタディ
演習問題付き　第3版　　ISBN978-4-263-70839-2

2008年12月20日　第1版第1刷発行
2014年3月1日　第2版第1刷発行
2023年1月10日　第3版第1刷発行
2024年1月10日　第3版第2刷発行

著　者　奈　良　信　雄
発行者　白　石　泰　夫
発行所　医歯薬出版株式会社

〒113-8612　東京都文京区本駒込1-7-10
TEL. (03)5395-7626(編集)・7616(販売)
FAX. (03)5395-7624(編集)・8563(販売)
https://www.ishiyaku.co.jp/
郵便振替番号　00190-5-13816

乱丁，落丁の際はお取り替えいたします　　印刷・教文堂／製本・愛千製本所